河南省卫生健康委员会立项资助项目

伤寒补天石
续伤寒补天石

明·戈维城　著

张胜忠　校注

全国百佳图书出版单位
中国中医药出版社
·北京·

图书在版编目（CIP）数据

伤寒补天石；续伤寒补天石／（明）戈维城著；
张胜忠校注. —北京：中国中医药出版社，2022.8
ISBN 978－7－5132－7612－2

Ⅰ.①伤…　Ⅱ.①戈…　Ⅲ.①《伤寒论》－
研究　Ⅳ.①R222.29

中国版本图书馆 CIP 数据核字（2022）第 079881 号

中国中医药出版社出版

北京经济技术开发区科创十三街 31 号院二区 8 号楼
邮政编码　100176
传真　010－64405721
河北品睿印刷有限公司印刷
各地新华书店经销

开本 880×1230　1/32　印张 6.5　字数 129 千字
2022 年 8 月第 1 版　2022 年 8 月第 1 次印刷
书号　ISBN 978－7－5132－7612－2

定价　58.00 元
网址　www.cptcm.com

服 务 热 线　010－64405510
购 书 热 线　010－89535836
维 权 打 假　010－64405753

微信服务号　zgzyycbs
微商城网址　https://kdt.im/LIdUGr
官 方 微 博　http://e.weibo.com/cptcm
天猫旗舰店网址　https://zgzyycbs.tmall.com

内容提要

　　《伤寒补天石》《续伤寒补天石》，明·戈维城著。《伤寒补天石》，卷上51篇，卷下46篇；《续伤寒补天石》，卷上47篇，卷下43篇。其内容以伤寒统辨四时外感温疫杂症，以类证、类病、类法、类变，条分缕析，立足临床，补阙拾遗，对明清伤寒学派的发展、温病学派的形成有着承上启下的作用和贡献。

　　书中补伤寒类证之惑，填医家临证之阙，开鉴别诊断之蹊径，活法善治，旁搜远绍，拾遗补阙，"发仲景言外之意"，对后世医家影响颇大。书名"补天石"，盖取女娲补天之意，喻指本书乃倾心之作，有奇异之彩。

　　本书适宜于有一定中医理论知识和古文字基础及伤寒经方的实践者、爱好者研究阅读使用。尤其对于中医院校毕业生、从事临床的中医师，是一部有启发、有帮助的临床经方学习、伤寒学派研究的参考资料。

序

　　中医古籍是中医药学术传承最为重要的知识载体和历史见证，承载着丰厚的历史和文化内涵。因此，为了传承中医国宝，认真整理古医籍，是每个高层次中医工作者义不容辞的历史责任。自张仲景的《伤寒论》问世以来，治伤寒之学者名家辈出。诸如晋代的太医令王叔和，北宋的庞安时、许叔微，南宋的郭雍，金代的成无己，以及明清以来众多伤寒大家，哪一个不是整理研究《伤寒论》的高手！

　　从伤寒学派的历史发展来看，如果将清代伤寒研究比喻为硕果结成的繁盛之期，那么自成无己《注解伤寒论》开始到明代伤寒学术，则是春花绽放、伤寒传承的氤氲之期，缤纷馨香而绚丽多彩，属华而初实阶段。《伤寒补天石》《续伤寒补天石》成书于明末，正如作者戈维城之炽热期望，对伤寒之学有抽丝剥茧之效、炼石补天之功，探微索隐，致远钩深，使"以证立法"的伤寒辨证、鉴别诊断得到了清初医家的称赞。书取"补天石"之名，借女娲补天所炼五彩石之意，喻指本书乃"发仲景言外之意"，补述伤寒之作也，对后世医家颇有影响。

　　胜忠同志于南阳医圣祠工作三十余载，长期从事中医基础理论及仲景学术的研究，在中医药学术传承创新方面表现优秀，科技成果和学术论著甚丰。十数年前我与他偶识于仲景圣地，交谈甚洽。庚子年秋，于南阳参加第八届仲景论坛之际，胜忠君以《伤寒补天石》《续伤寒补天石》整理书稿见示，嘱作书序。今读其稿，揣补天石之意，书如其名也。古人云："医者意也。"作者戈存橘氏，精炼伤寒，补阙奇异，成就佳作；校注者胜忠君，慧识精校整理，使其昭彰于世。二者若符节相合，相得益彰，相映生辉，补天之石应无尘掩之虞矣。

时值仲春之际，鸟语声声，惠风阵阵。适逢此书付梓，必将为杏林百花园壮色。祝愿我们的中医事业像这美丽的春天一样，繁花似锦、万紫千红！承蒙胜忠君不弃，嘱写序言，特为数语，以赞其成。姑且充其序。

许敬生

2022 年仲春于郑州金水河畔问学斋

注：许敬生，著名中医药文化专家，河南中医药大学教授，中华中医药学会医古文研究分会原主任委员（现为名誉主任），全国"医古文资深名师"。现任世界中医药学会联合会儒医文化研究委员会副会长、河南省儒医文化研究会会长等学术职务。

校注说明

《伤寒补天石》《续伤寒补天石》，明·戈维城著。该书以伤寒统辨开篇，举凡四时外感伤寒诸症，以类证、类病、类法、类变，条分缕析，活法善治，补阙拾遗，各极其妙，时行疫病，囊括其中，清·唐大烈谓其"博而详，详而约矣"。其学术成就在于补伤寒类证之惑，填医家临证之阙，开鉴别诊断之蹊径，较早从辨证论治角度研究《伤寒论》，以伤寒统辨温疫杂症，以辨似统揽诸症诸法，立足于实践，适应于临床，对明清伤寒学派的发展、温病学派的形成有着承上启下的作用和贡献。

一、作者及著述

戈维城，字存橘，江苏吴中（今苏州市）人，生卒时间不详，约生活于明万历、崇祯至清初年间，是精于伤寒辨治的明代医学家。

《伤寒补天石》《续伤寒补天石》，是戈氏的存世之作，成书于清顺治元年（1644）。书中统论四时外感伤寒诸病，以类证、类病、类法、类变，统揽外感诸病辨证论治，病因脉证，条理清晰，对时行疫病囊括其中，证治颇有心得。

书取"补天石"之名，借女娲补天所炼五彩石之意，喻指本书乃"发仲景言外之意"，补述伤寒之作也，对后世医家有一定的影响。

从刊刻内容来看，续编二卷各篇的次序标记，或阙如，或乱次，似有书稿初成、未竟全功之迹象，或提示戈氏境遇之不测。

清《吴医汇讲》作者唐大烈对戈氏推崇有加，谓："伤寒一证，头绪繁多……变通其法而云今昔异宜者，如陶节庵、高鼓峰辈，虽亦代有传书，而莫如戈存橘之《补天石》为最。举凡四时感证，无论正伤寒、类伤寒，分条辨治，各极其妙，可谓博而详，详而约矣。"并认为本书与尤在泾《伤寒贯珠集》相为经纬："一则由证以立法，一则由法以辨证……窃以为凡属感证，止须读此二书，思过半矣。"

二、版本介绍

《伤寒补天石》《续伤寒补天石》成书后，刊刻本传世甚少，抄本传写谬误实多。现存世的有中国中医科学院图书馆藏清康熙六十一年（1772）壬寅抄本，刻本是根据清嘉庆十六年（1811）辛未朱陶性活字板"金阊经义堂藏版"刊刻，如清金阊经义堂刊本、清宁波汲绠斋刊本等。经义堂本是据清嘉庆十六年活字板重刊，汲绠斋本刊行在清道光元年（1821）之后，是经义堂本翻刻而成，故本次整理以清嘉庆十六年辛未朱陶性活字板"金阊经义堂藏版"刻本为底本。在整理过程中，发现戈氏之作与明·陶华《伤寒全生集》内容有颇多吻合近似之处，故选用《伤寒》《金匮》版本作校本的同时，将《伤寒全生集》选为参校本，为校勘整理注释之参照。

三、校注体例和方法

1. **原则** 以读识为基础，疏通文字为基本。原著所引之经籍典故、医学术语、冷僻字词，简做训释，便于阅读。

2. **标点** 原著无句读，今按文义予以标点；段落划分，按照底本之行列起止分段。商榷、存疑之处，不做改正。

3. **繁简字** 底本为繁体竖排本，今整理为简体横排；所用之繁体字、异体字，一律改用通用简化字；个别繁体字，与现代词义有别，仍袭其旧，沿用底本原字。疑难待辨文字，保留原貌。

4. **大小字** 底本竖行文本，有一竖行一排字，有一竖行两排字者，以小四号宋体和五号仿宋体加以区分。

5. **方位字** 底本中表示文字前后方位的"右""左"，一律改为"上""下"。

6. **刻本避讳误字** 底本之避讳字，以"玄"字缺末笔，避康熙"玄烨"之讳，如"眩""玄""弦""砂"等字皆缺笔，予以径改。

对于原书中有明显错讹、文理相悖之字词、衍文以及脱、漏字等，予以径改，部分予以注明。如原本多处"湿"误刻为"温"，"下"误刻为"不"，以及文字前后次序错位现象，予以径改。存疑、歧义之处，不做改动。

7. **不规范之术语、药名** 基于原书之成书年代和著者之书写习惯，对于能够确认的某些药名、医学术语之不规范用字，如沙仁（砂仁）、山查（山楂）、姜蕤（葳蕤）、藿查（藿香）、香茹（香薷）、密（蜜）、注夏（疰夏）、畜血（蓄血）、发班（发斑）、辩（辨）、伏苓（茯苓）、石羔（石膏）、姜蚕（僵蚕）、鞭痛（硬痛）、稇痰（锢痰）、只实（枳实）、芭豆（巴豆）、碗豆（豌豆）、吉梗（桔梗）、炙（灸）、未（末）等，予以直接改正。不能明晰确认或存疑之用字，则不做改正。

8. 异体字与通假字　底本中异体字、俗写字，予以径改。通假字，予以标注说明。古今字，予以径改，但首字出处予以标注。存疑、歧义之处，不做改动。

9. 卷首卷终体例　原书正编、续编的上下卷卷首正文所呈现的体例不一致，"明　吴中　戈维城　存橘甫著""二然　朱陶性　校"字样或有或无。为统一体例，仅保留正编卷上的原书格式文字，正编卷下和续编二卷仅标示卷次，不再显示书名和作者文字。正编、续编的各卷"卷终"标示字样不做保留。

10. 续编各篇序号　原书续编的各篇序号阙如较多，且前后不一，今仿正编上下卷体例，统一改正，并予注明。

　　错谬不当之处，敬请同道师者指正。

张胜忠

2022 年 3 月

总目录

伤寒补天石

小 引

上古圣人，则法①三才②，阐明阴阳五行、运气循环之理，画卦爻，尝百草，明藏象，君臣问辨，疗人疾苦，深体上天生物之仁，诚重之也。至后汉仲景先师，著《伤寒杂病论》，悉本《内》《难》诸经，其立法制方之妙，医书中首重焉。惟是文理深微，辞有尽而意无穷，是以后人虽极力究研，而会悟③者百不一见。胜朝④时，吾郡有戈存橘先生，著《伤寒补天石》一书，其大旨乃发仲景言外之意，诚为伤寒要书。惜板毁后，刻本甚少，传写者谬误实多，爰⑤将家藏善本，用活字板，印成流布⑥云。

嘉庆十六年，岁在辛未季秋。吴中二然朱陶性谨识

---

① 则法：则，准则，规则，作名词用。法，效法，遵循，作动词用。

② 三才：指天、地、人。语出《易传·系辞下》："有天道焉，有人道焉，有地道焉。兼三才而两之，故六。六者非它也，三才之道也。"

③ 会悟：领会，领悟。《南史·卷三六·羊玄保传》云："卿二贤明美朗诣，会悟多通。"

④ 胜朝：指已灭亡的前一朝代，即明朝。

⑤ 爰（yuán 元）：于是。

⑥ 流布：流传散布。《后汉书·张让传》云："及京师大乱，钱果流布四海。"

目　录

卷　上

卷　下

卷上

伤寒统辨第一

凡霜降后春分前，天令严寒，水冰地冻，而成肃杀之气，人感之即病者，为正伤寒。若不病，至春而发者，为温病也。至夏而发者，变为热病。若冬月有非时温暖，人感之而病者，为冬温。若春夏秋有非时暴寒，人感之而病者，为感冒伤寒。若四时天令不正，人感之而互相传染，长幼俱皆相似者，为时气，亦为时疫。又有前热未除，重感寒邪，变为温疟；更遇风邪，变为风温；更遇温热，变为温毒；更感时行疫气，变为温疫。又有风湿相搏而为风湿，又有湿热相搏而为湿温，又有中风、中湿、中暑、中暍，又有痰证、食积、虚烦、脚气诸类伤寒诸证，发热虽与伤寒相似，其实不可一概以伤寒证治之。

治伤寒不拘日数第二

治伤寒者，一二日发表，三四日和解，五六日议下。嗟乎，此亦陈其大概云尔，岂谓伤寒全拘日数哉。

盖闻风寒之中人无常，或入于阳，或入于阴，皆无定体。非但始于太阳，终于厥阴；或自太阳，传至厥阴；邪气衰，不传而愈；亦有不罢再传者，或有间经而传，或有传至二三经而后止者，或有始终只在一经者，或有越经而传者，或有初入太阳不作郁热，便入少阴而成真阴证者，或有直中阴经而成寒证者。若拘定一二日发表、三四日和解、五六日方下，桂麻承气不尽为杀人之物哉。是故仲景治伤寒，日数虽多，但见表证脉浮者，尤宜汗之；日数虽少，但见里证脉沉者，亦宜下之。至于取方立论，曰可温可下，急温急下，少少与之，及先温其里、乃攻其表，先解其表、乃攻其里，皆活法也。

治伤寒要识先后第三

发表以温，攻里以寒，温里以热，此成法也。而用法之妙，全在先后一着，何也？伤寒病，传变不一，先后失序，将寒热温凉逆其用，攻发泻补违其制矣。妄治之祸，可胜道哉。是故汗不厌①早，下不厌迟，此言乎先后之序也。而且有先发表后攻里者，又有先温里后攻表者，更有急温急下，可温可下。若临证观变，先后恰中，此为善治伤寒者也。先后一着，学者须要识明。

---

① 厌：嫌。

阴阳辨证第四

治伤寒者，须辨阴阳。如病在太阳，则热在皮肤之分，便有发热、恶寒、头疼、体痛等证，其脉必浮紧；病在阳明，则热在肌肉之间，或壮热，或蒸蒸发热，或皓皓①发热，或潮热自汗等证，其脉必浮洪；病在少阳，或热在半表半里，或往来寒热，便有耳聋、口苦、胁痛等证，其脉必弦数；病在太阴，手足温而微冷，脉息渐沉，或呕吐不渴，或自利腹满；病在少阴，虽则发热，手足自冷，脉必沉细；病在厥阴，则手足逆冷，脉微而缓，甚则唇青，舌卷囊缩。大抵阳证，面唇红活，口舌干燥，能饮水浆，其人身轻，易以转侧，常欲开目见人，喜言语而声响亮，口鼻之气往来自热，手足温暖，爪甲红活，小便或赤或黄，大便或秘或硬；若阴证，面色青黑，或有虚阳上浮，面虽赤而不红活，唇口或青紫，舌色亦有青紫色，或白苔铺满而滑，不见红色，或燥渴不能饮水，病人身重，难以转侧，或向壁卧，或蜷卧欲寐，或闭目不欲见人，懒言语而声不响亮，或气少难以布息，或口鼻之气往来自冷，手足厥冷，爪甲青紫，小便青白或淡黄，大便不实或泻利，或

---

① 皓皓：盛大貌。

热在肌表，以手按之，殊无大热，阴盛者则冷透手也。凡阴证，不分身热与不热，面赤与不赤，不拘脉浮沉大小，但候脉来指下无力，重按全无，便是阴证。虽有身热，不可与凉药，服之则渴甚喘急而死，用五积散温解表里之寒，随手而愈。若内有虚寒之甚，必须姜附温之，切忌发泄。按：姜附服有二法，身表寒甚，内少火也，热服以接心火；身表微热，内火多也，冷服以接肾水。

五积散①

茅苍术　桔梗　陈皮　枳壳　白芷　厚朴　白茯苓　当归　干姜　麻黄　半夏　甘草　官桂　川芎　芍药　人参

阳证似阴第五

阳证似阴者，乃火极似水也。盖伤寒热甚，失于汗下，阳气亢极，郁伏于内，反见胜己之化于外，故其身凉，手足逆冷而乍温，状若阴证，大抵唇焦舌燥，能饮水浆，小便赤色，大便闭结。设或内有稀粪水流出，内有燥屎结聚，此乃旁流，非冷利也，再审其有屁，极臭

---

① 五积散：原方出自宋《太平惠民和剂局方·伤寒门》，此较原方多人参一味。

者是也；其脉虽沉，切之必数滑有力，或时燥热不欲被衣，或扬手掷足，或谵语有力，此阳证也。轻则四逆散合小柴胡汤，重则用白虎合解毒，潮热便实用大柴胡，燥实坚硬痞满全具，用大承气。经曰：身寒厥冷，其脉滑数，按之鼓击于指下者，非寒也，乃阳甚拒阴也。

阴证似阳第六

阴证似阳者，乃水极似火也。或伤寒传变，误服寒凉药，攻热太速，其人素本肾虚，受寒随变阴证，冷极于内，逼其浮阳之火于外，其人面赤躁烦，欲坐井中，身有微热，渴欲饮水，反不能饮，大便秘结不通或自利，小便淡黄，或呕逆，或气促、郑声、咽痛，其脉沉细迟微，用通脉四逆汤，倍加参附，以接真阳之气。经曰：身热脉数，按之不鼓于指下者，非热也，此乃阴盛隔阳也。面赤目赤，烦渴饮水，脉来七八至，按之则散者，此无根之脉也，人参四逆汤。凡阴证，面赤戴阳者，乃虚阳上泛，下虚故也；身微热者，里寒故也；烦躁者，阴盛故也。此当取脉不取证也。按：戴阳病，节庵用益元汤。

熟附　甘草　麦冬　人参　艾　姜　干姜　五味知母　川连　葱　枣

三阴无传经第七

伤寒邪热，日三阳传至三阴，入里为尽，无所复传，故言传经也。如再传者，足传手经也，三阴直中真寒，一身受邪，无经再传也。

阳毒阴毒传伤寒第八

伤寒一二日，便成阴毒阳毒者，或服药后变阳毒阴毒者。阳毒之证，舌卷焦黑，鼻中如烟煤，身面锦斑，咽喉痛，吐脓血，或下利赤黄，甚则狂言直走，逾墙上屋，其脉洪大而数，五日可治，六七日不可治，阳毒升麻汤。

升麻　犀角　甘草　黄芩　麝香　射干　人参

咽痛，元参升麻汤。

元参　升麻　甘草

若热甚者，时狂时昏，口噤咬牙，药不可下者，用水渍法。

青布尺许三五块，浸于冷水中，微绞半干，搭在病人胸膛。频易搭，热者换之。

候牙宽、狂乱稍定，投药用黑奴丸。

麻黄　黄芩　大黄　芒硝　釜底煤　梁上尘　灶底

墨　小麦　蜜丸

阴毒之证，身重背强，腹中绞痛，咽喉不利，毒气攻心，心下胀满，如石之硬，短气不息，呕逆，唇色青黑，四肢如冰，身如被杖，其脉沉细而疾，或伏绝，五日可治，七日不可治，甘草汤。

甘草　雄黄　当归　鳖甲　升麻　川椒　桔梗

取汗，真武汤，人参附子汤；再者，灸关元、气海穴二三百壮，或熨脐。

以索①缠葱，如臂大者，切去根及青，留白二寸许，先以火熨一面，然后放于病人脐上，熨斗熨之，令葱饼热气透入肌肉，作三四饼，干则易之。

候手足温和，脉息渐起为效。阴毒盛则阳暴绝，则为阴毒；阳毒盛则阴暴绝，则为阳毒。阴阳离绝，非大汗不能复其正气也。阳毒，其脉当强而洪数；阴毒，其脉沉细而疾。阳病则身热无汗，阴病则身冷有汗。《金匮》论阳毒为病，面赤斑斑如锦文，咽喉痛，吐脓血，五日可治，七日不可治；阴毒为病，面目青，身疼状如被杖，咽喉痛，死生与阳毒同。

---

① 索：粗绳。

辨标本第九

六气为本，三阴三阳为标；病气为本，脏腑经络受病为标；受病为本，次传为标。脉之标本者，假令脉沉为本，虚实为标，此脉之标本也。凡治病，急则治其标，缓则治其本也。

辨表里第十

太阳，阳证之表；阳明，阳证之里；少阳，二阳三阴之间，为半表半里。太阴、少阴、厥阴，又居于里，总为之阴证。在表者汗之，在里者攻之，半表半里者和解之，直中阴经者温之。无表里证者，无可汗，亦无可攻，小柴胡汤和之。

表热里寒　表寒里热第十一

虚弱素寒之人，感邪发热，热邪浮浅，不胜沉寒，故外怯而欲得近衣，此所谓热在皮肤，寒在骨髓，药用辛温。至于壮盛素热之人，或酒客辈，感邪之初，寒未变热，阴邪闭其伏热，阴治于外，热蓄于内，故烦而不欲近衣，此所谓寒在皮肤，热在骨髓，药用温凉。必候一发之余，表解里和，此仲景不言之妙也。

伤寒脉候第十二

凡伤寒病，从浅入深，先入皮肤肌肉，次入筋骨肠胃，专以浮中沉迟数，辨其阴阳寒热，及表里虚实而断之。夫浮为表，表属阳；沉为里，里属阴；中为半表半里，属阴阳参半。迟为在脏，属寒；数为在腑，属热。脉来数大无力，为阳中伏阴，法当温补；浮数有力，为纯阳，法当且阴①抑阳；浮紧有力，为寒邪在表，法当发散；沉实有力，为阴中伏阳，法当攻下；沉细无力，为纯阴，法当退阴助阳；沉数有力，为热邪传里，法当清解邪热。浮而迟涩软散为虚，浮而紧数洪滑为实；沉而细软迟伏为虚，沉而数滑为实。左手脉来紧盛，右手和平为外感伤寒；右手脉来紧盛，左手和平为内伤饮食。左右手脉俱紧盛，即是夹食伤寒；左手脉紧盛，右手脉空大无力，即是劳力伤寒。左手脉紧盛，右手脉洪滑或寸脉迟伏，一般身热恶寒，隐隐头痛，喘咳烦闷，胸胁体痛，为夹痰伤寒；左手脉紧盛，右手脉沉，一般身热恶寒，头疼体痛，胁满胀痛，气郁不舒，为夹气伤

---

① 且（jū 居）阴：指扶阴。且，《尔雅·释天》言："六月为且。"季夏濡润，且自生长，致草木繁盛。

寒；左手脉紧涩，右手脉沉，一般身热恶寒，头疼烦渴，两胁小腹内痛，为血郁伤寒。左右手脉沉细，或沉伏，而色青、手足冷、小腹绞痛，甚则吐利舌卷囊缩，为夹阴中寒。左右手脉沉细，身热面赤足冷，为夹阴伤寒；若加烦躁欲饮，为阴极发躁；左右手脉数大无力，身热足冷烦躁，为虚阳伏阴。凡脉大浮数滑动名阳脉，沉迟涩弱弦微名阴脉。阳病见阴脉者死，阴病见阳脉者生。若汗后热退，阴脉者，瘥①也。初按来疾去迟，名曰内虚外实；去疾来迟，名曰内实外虚。寸口脉弱无力，切忌发吐；尺中脉弱无力，切忌汗下。大则病进，小则病退，指阳证而言；沉伏病进，迟缓病退，指阴证而言。凡伤寒脉，先在尺寸断之，若过经，元气虚者，在关部以取胃气。伤寒入里，见标脉则生。假令胃实下之，脉浮而汗出是也。杂病出表，见标脉则死。假令脾病补之，脉弦而面青是也。杂病以弦为阳，伤寒以弦为阴；杂病以缓为弱，伤寒以缓为和。盖缓为胃气，脉有胃气者生，无胃气者死。脉来乍大乍小，乍疏乍数，死。汗下后，脉当安静而反躁乱身热，死。温病脉当渐出，而反歇止者，死。暴出者亦凶。有得病之初，便谵语者，或发狂，六部无脉，大指之下，寸口之上，有脉

---

① 瘥：原作"差"，古今字，今作"瘥"。下同。

动者，名鬼脉①。有病人六部无脉，而掌后脉动者，名反关脉。

伤风见寒 伤寒见风第十三

热甚而烦，手足自温，脉当浮缓而反浮紧，此伤风见寒也。伤风见寒脉，为传，羌活冲和汤。

羌活 防风 苍术 细辛 川芎 白芷 生地 黄芩 甘草 加生姜、葱白

羌活，太阳君主之药，散肌表入风之邪，利周身百节之痛，大无不通，小无不入，为拨乱反正之主药，关节痛非此不除；防风，治一身尽痛，乃军卒中卑下之职，一听君令，而行随所使引而至者；苍术，别有雄壮上行之气，能除湿，下安太阴，使邪气不入脾；细辛治少阴肾经头痛，白芷治阳明头痛在额，川芎治厥阴头痛在巅，生地治少阴心热，黄芩治太阴肺热，甘草能缓里急，调和诸药，九味加姜葱，取汗热服，缓汗温服。

不烦少热，手足微厥，脉当浮紧而反浮缓，此伤寒见风脉也。伤寒见风脉为虚，冲和汤内加人参。若风寒俱盛，又加烦满，大青龙汤。

---

① 鬼脉：见《寿世保元·邪祟》。其脉为中邪、惊吓、神妄而致，或以祝由、祛痰除之。

麻黄、杏仁、甘草、石膏，发散营中之寒；桂枝、生姜、大枣，解除卫中之风。

太阳脉似少阴　少阴脉似太阳第十四

均是脉沉发热，以其有头痛，故谓之太阳病；无头痛，故谓之少阴病。阳病脉当浮，今反沉者，以里虚久寒、正气衰微所致，故宜救里，使正气内强，逼邪外出，而姜、附亦能出汗而解；假使里不虚寒，则脉见浮，而属太阳麻黄证也。阴病当无热，今反热者，寒邪在表，未传于里，但皮腠郁闭为热，在里无热，故用麻黄、细辛以发表间之热，附子以温少阴之经；假使寒邪入里，则外必无热，当见吐利厥冷，而属少阴四逆证也。由此观之，表邪浮浅发热之证，反为轻；正气衰微脉沉之候，反为重。此四逆不为不重于麻黄附子细辛汤也。又可见熟附子配麻黄，发中有补；生附子配干姜，补中有发，仲景之意微矣。

脉浮可下　脉沉可汗第十五

脉浮当汗，脉沉当下，正法也。有其脉虽浮亦有可下者，谓邪热入腑，大便难也。大便不难，岂可下乎？其脉虽沉亦有可汗者，谓少阴病身有热也。身不发热，岂敢汗乎？此取证不取脉也。

凭证不凭脉　凭脉不凭证第十六

凡脉浮为在表，若脉大，心下硬，有热，属脏者攻之，此又非脉浮可汗之法也。凡脉沉为在里，若脉沉面赤身热者，又宜麻黄附子细辛汤微汗之，此又非脉沉在里之法也。凡脉促为阳盛，若脉促厥逆则为虚脱，又宜温之，此又非脉促为热之法也。凡脉沉迟为寒，若脉迟不恶寒，身体濈濈然①汗出，又宜下之，此又非脉迟为寒之法也。仲景所谓凭证不凭脉者，此也。凡发热恶寒为宜汗，若脉微弱或尺脉迟者，俱不可汗，此又非表证宜汗之法也。凡结胸，俱应下，若脉浮者不可下，此又非发热七八日虽脉浮数者可下之证也。凡汤入腹中转矢气者，可与大承气汤，若谵语潮热，脉滑疾者，因与小承气，明日不大便，脉反微涩者，不可与大承气，此又非汤入腹中转矢气者乃可攻之证也。仲景所谓凭脉不凭证者，此也。

---

① 濈（jí 极）濈然：形容汗出连绵不断的样子。濈，水外流貌。

辨伏脉第十七

头疼发热恶寒，一手无脉或两手全无者，此因寒邪不得发越，便为阴伏，故脉伏，必有邪汗，当攻之，冬用麻黄汤。又有六七日以来，别无刑克证候，或昏沉冒昧，不知人事，六脉俱无，此正欲汗也，勿攻之，当用五味子汤以生脉补元，元气来复，一汗而凉也。二者俱阴重欲雨之象。伤寒腹痛，脉必伏，或吐泻脱元而无脉者，随病而施，将姜汁磨木香，调麝香半分，入独参汤服下，脉至者生，不至者死。按：一手无脉，诚伏脉也。两手全无者，须重按全无，方是伏脉。若有而无者，则又为阳证见阴脉矣，慎之。

脉知可解第十八

可解之脉，浮而虚；不可解之脉，浮而实。浮而虚者，只是在表；浮而实者，知已在里也。汗多不解者，转属阳明也。伤寒三日，脉浮数而微，病人身凉和者，此为欲解也，解以夜半。寸关尺三处浮沉迟数大小同等，虽有寒热不解，此脉阴阳为和平，虽剧当愈。凡冬间正伤寒，看脉用药，无有不应。惟温疫时证，不须论脉，但无怪证，怪脉则不妨。又不可发汗，汗之热仍不退，且重其虚，只须小柴胡；见热甚，合解毒扶之。使正①或一七日，或二三七日，自然汗出身凉而愈也。

看证大略第十九

大凡看伤寒，先看两目或赤或黄，次看口舌有苔无苔，次以手按其心胸两胁，有痛处否，问其小便有无，大便通否，口渴与不渴，曾服何药，或久或新，察其病情端由，参合脉证相对与否，以断吉凶。

风寒辨第二十

一般头痛身热，项强，腰脊强，恶寒，恶心拘急，身体疼，骨节痛，但恶寒无汗，脉浮紧有力，为寒伤营，治宜发表散邪，冬月麻黄汤，三时芎苏饮、冲和汤。若恶风有汗，脉浮缓无力，为风伤卫，治宜解表散邪，冬月桂枝汤，三时参苏饮、加减冲和汤，内去苍术加白术，腹痛小建中汤，痛甚桂枝加大黄汤。此太阳初病，伤风伤寒，如此分治。若传诸经，伤风伤寒同治也。伤风者，先咳嗽、鼻塞、声重者是也。《内经》风论分属五脏，毕竟属肺者多，治用辛温或辛凉之剂以散

---

① 正：五日。

之。大要：风寒用辛温，风热用辛凉。

内伤外感辨第二十一

内伤外感，俱有寒热，不得概作伤寒，妄施汗吐下温之法也。夫外感有余者，寒热齐作而无间；外感恶寒，虽近烈火不除；外感恶风，乃禁一切之风。外感显在鼻，故鼻气不利，壅盛有力。外感则邪气有余，发言壮厉①。先轻后重外感，则手背热而手心不热，左手脉来紧盛，右手和平，此是外感伤寒也，当作正伤寒治之。内伤不足者，寒热间作而不齐；内伤恶寒，得暖即解；内伤恶风，微恶些少贼风。内伤显在口，故口不知味，而腹中不和。内伤则元气不足，出言懒怯。先重后轻内伤，则手心热而手背不热，右手脉来空大无力，左手脉来或微或涩，此内伤不足也，当用补中益气汤治之。若内伤与外感兼病，内证多，则是内伤重而外感轻，当补养为先，解表为次；外证多，则是外感重而内伤轻，当发表为先，补养为次。

---

① 壮厉：强劲猛烈。

劳力伤寒第二十二

劳力内伤血气，又兼外感寒邪，头疼身热，恶寒微渴，溅然汗出，身体痛，脚腿酸疼，无力沉倦，左手脉紧盛，右手脉空大无力，治以温补兼发散寒邪，调营养气汤，即东垣补中益气汤加减。有下证者，宜缓治之，大柴胡汤。

夹食伤寒第二十三

内伤食郁，又兼外感寒邪，头疼身热，恶寒拘急，恶心痞满，或呕吐，或腹痛，或泄泻，脉左右俱紧盛有力，治以解表为先。未发热，藿香正气散；已发热，芎苏散；消食为次，大柴胡汤。

夹痰伤寒第二十四

内伤痰郁，又兼外感寒邪，手热恶寒，隐隐头痛，喘咳烦闷，胸胁体痛，左手脉紧盛，右手关脉洪滑，或寸脉沉伏，治以痰药兼发散寒邪，金沸草汤、小半夏汤，后以消痰兼降火，柴胡半夏汤。有憎寒壮热，头痛昏沉迷闷，上气喘急，口出涎沫，此内伤七情以致痰迷心窍，神不守舍，舍空则痰生，名夹痰，如见鬼状，与痰证同法治，加味导痰汤，临服入姜汁、竹沥。

夹气伤寒第二十五

内伤气郁，又兼外感寒邪，头痛身热，恶寒身疼，胁痛胀满，气郁不舒，左手脉紧盛，右手脉沉，治以气药兼发散寒邪。

夹血伤寒第二十六

内伤血郁，又兼外感寒邪，头疼身热，恶寒烦渴，胸胁小腹痛，左手脉紧涩，右手脉沉数，治以解表为先，桂枝汤，下瘀血为次，轻则犀角地黄汤，重则桃仁承气汤。□邪头痛恶寒止，身热烦渴，小便利，次便黑，口语无伦，此内传心脾二经，使人昏迷沉重，名夹血，如见祟状，当归活血汤。

内伤似外感始为热中病第二十七

气高而喘，身热而烦，短气上逆，鼻息不调，怠惰嗜卧，四肢困倦，无气以言，无力以动，或大热，闷乱心烦，或渴，久病或不渴。

病久邪深入络，故不渴，有湿亦不渴。如渴者，是心火炎上克肺金故也。

或表虚恶风寒，慎不可与寒凉药，惟以补中益气汤温之，以补元气而泻火邪。东垣曰[①]：火与元气不两立。脾胃气虚则下流于肾，阴火得以乘其土位，故脾证得气高而喘，身热而烦，其脉大而头痛，或渴不止，其皮肤不任风寒，而生寒热。盖阴火上冲，则气高而喘，烦热头痛而渴，脉洪；脾胃之气下流，使谷气不得升浮，是春生之令不行，无阳以助其营卫，则不任风寒，乃上寒下热。此皆脾胃不足所致，与外感风寒似同而实异。内伤不足之中，又当分别饮食伤为有余、劳倦伤为不足。凡饮食不节，劳役过甚，则心脉变见于气口，是心火刑肺。其肝木夹心火之势，亦来薄[②]肺经，曰侮所不胜，寡于畏者是也，故气口急大而数，时一代而涩也。涩者肺之本脉，代者元气不相接，脾胃不足之脉也。洪大而数者，心脉刑肺也；急者，肝木夹心火而反克肺金也。若不甚劳役，惟右关脾脉大而数，谓独大于右脉，数中显缓，时一代也；如饮食不节，寒暑失所，则先右关胃脉损弱，甚则隐而不见，惟内显脾脉之大数微缓，时一代也；宿食不消，则先右关脉沉滑也。补中

---

① 东垣曰：参见李杲《内外伤辨惑论·饮食劳倦论》。
② 薄：通"迫"，压制。

益气汤：

黄芪　人参　白术　炙草　陈皮　当归　柴胡　升麻　姜　枣

东垣曰：脾胃虚者，因饮食劳倦，心火亢甚，而乘其土位，其次肺金受邪，须多用黄芪，而人参甘草次之。脾胃一虚，肺气先绝，故用黄芪以益皮毛而固腠理，不令自汗，损其元气；上喘气促，故以人参补之；心火乘脾，用炙草甘温以泻火热而补脾元，若脾胃急痛并大虚，腹中急缩，宜多用之，中满者减之；白术苦甘温，除胃中之热，利腰脐间血；胃中清气在下，必加升麻柴胡以升之，引参芪甘草甘温之气味上升，以补胃气之散而实其表，又缓带脉之缩急；气乱于中，清浊相攻，用去白陈皮以理之，又助阳气上升以散滞气。脾胃气虚，为阴火伤其生发之气，营血大亏，血减则心无所养，致令心满而烦，病名曰悗①，故加甘辛微温之剂以生阳气。仲景之法，血虚以人参补之，阳旺则能生阴血；更以当归和之，少加黄柏以救肾水，泻阴中伏火；如烦犹不止，少加生地补肾水，水旺则心火自降。如气浮心乱，以朱砂安神丸镇固之则愈。

---

① 悗（mèn 闷）：病证名，又作心悗。心中烦乱而闷的症候，多由下元精气不足或血虚阴火炽盛致心无所养引起。

内伤似外感未传寒中病第二十八

胃脘当心而痛，上肢两胁，咽膈不通，饮食不下，或作涎及清涕，唾多溺多，或足下痛，不能践地，骨乏无力，喜唾，两睾丸冷，腹隐隐而痛，腰脊背皮皆痛，其脉盛大而涩，名曰寒中病。东垣曰：脾胃不足，肾水反来侮上所胜者，妄行也；作涎及清涕，唾多溺多，而恶寒是也；土火之复及任脉为邪，则足不任身，足下痛不能践地，骨乏无力，两睾丸冷，腹中隐隐而痛，妄闻妄见，腰脊背皮皆痛，用干姜、附子、乌头、苍术、白术、茯苓、猪苓、泽泻治之。

内伤似外感阳明中热病①第二十九

天气大热，时劳役得病，其病肌体壮热，躁热闷乱，恶热渴饮水浆，与阳明伤寒白虎汤证相似。口鼻中气促上喘，此乃脾胃大虚，脉或微弱，若白虎证，其脉洪大有力，与内伤中热不同，用清暑益气汤。经曰：阳气者，卫外而为固也，热则气泄，今暑邪干卫，故身热

---

① 内伤似外感阳明中热病：本节参见王肯堂《证治准绳·杂病·伤劳倦》。

自汗，以黄芪甘温补卫为君，人参、橘皮、当归、甘草甘微温补中益气为臣；苍白术、泽泻渗利而除湿，升麻、葛根甘苦平解肌热，又以风胜湿也；湿胜则食不消而作痞满，故用神曲甘辛、青皮辛温①，消食顺气；肾恶燥，急食辛以润之，故以黄柏苦辛寒，偕甘味泻热补虚以滋化源，以人参、五味、麦冬甘酸微寒，救天暑之伤辛金也。

　　黄芪　人参　白术　苍术　神曲　青皮　陈皮　甘草　麦冬　五味　当归　黄柏　泽泻　升麻　葛根姜　枣

内伤似外感湿热病②第三十

　　长夏湿热火胜，蒸蒸而炽，人感之四肢困倦，精神短少，懒于动作，胸满气促，肢节烦痛，或气高而喘，身热而烦，心下膨痞，小便黄赤而数，大便溏而频，或利出黄而糜，或如白泔色，或渴或不渴，不思饮食，自汗体重，或汗少，血先病而气不病也。其脉洪缓，若湿气相搏，脉必加迟。病虽互换少差③，其天暑、湿冷则

---

　　① 温：原作"湒"，为"温"字之讹误。湒（pèi 配），水名。

　　② 内伤似外感湿热病：本节参见李杲《脾胃论·卷中·长夏湿热胃困尤甚用清暑益气汤论》。

　　③ 少差：稍有差异。少，通"稍"。

一也，宜以清燥之剂治之，清暑益气汤。按：此节疑有错误①。

内伤似伤寒病第三十一

凡似伤寒，烦躁不绝声，汗后复热，脉细数，五七日不解，补中益气汤倍加人参，用竹叶同煎，甚者加麦冬五味知母。似伤寒至五七日，汗后烦躁，吃水②者，补中益气加附子。似伤寒三战后，劳乏烦躁昏倦，四君子加当归、黄芪、知母、麦冬、五味。舌有黑燥，大便滑泄，食在大肠，烦躁夜不安，宜防风当归引子。内伤病后，燥渴不解者，有余热在肺，参芩甘草，少加姜汁冷服。虚者，人参汤，又能治胸痹短气。

疮疡发热伤寒第三十二

经曰：诸脉浮数，当发热而洒淅恶寒，若有痛处，饮食如常，蓄积有脓也。又曰：脉数不解，则生恶疮也。凡病人寒热交作，不可便以伤寒治之，须视病人头

---

① 按此节疑有错误：原版有此七字。对照李杲《脾胃论·卷中》内容并无明显差异，或非著者所为。

② 吃水：喝水。吃，饮也。

而①脊背有无疮头，若有小红疮，须当辨之。

痧病伤寒第三十三

痧病者，岭南烟瘴之地多有之，乃溪毒砂虱、水弩射工、蝈、短狐、虾之类，俱能含砂射人。被其毒者，憎寒壮热，百体分解，似伤寒初发状。彼土人以手扪痛处，用角筒入肉，以口吸出其砂，外用大蒜煨捣膏，封贴疮口而愈。彼地有鸂鶒②鸀③斑等鸟，专食以上诸虫，以此鸟毛粪，烧灰服之，及笼此鸟于病者身畔，吸之其砂，闻气自出，而病愈也。

劳损伤寒第三十四

凡内伤寒热，状类伤寒，但起于跌扑，或踢打，或闪朒④，或努力为异。而凡内伤有瘀血作痛者，脉必芤涩或数，其证发热自汗，小便利，大便黑，心胸胁下小腹满痛，按之手不可近，此内有瘀血也，当归导滞汤、

---

① 而：连词，从……到……。

② 鸂鶒（xīchì 稀斥）：一种水鸟，形似鸳鸯而稍大，多紫色，雌雄偶游。

③ 鸀（zhǔ 煮）：一种鸟，即"山乌"，全身羽毛黑色发亮，尾翼有绿色光泽，嘴鲜红，叫声响亮，亦称"赤嘴鸟""红嘴山鸦"。

④ 闪朒（nà 纳）：扭伤筋络肌肉。朒，同"朒"（nǜ），扭，折伤。

复元活血汤、桃仁承气汤，量其元气①，下其瘀血则愈。经曰：肝为血海。凡有瘀血，必蓄积于肝之部分，两胁、小腹皆肝部也。凡损伤，切不可饮冷水，血见寒则凝，但一丝血入心即死。

痰证伤寒第三十五

凡中脘停痰，胸满气冲，憎寒壮热，恶风自汗，状如伤寒，但头不痛，项不强，为异耳。涎多者，亦隐隐头痛。凡痰，脉必弦滑。痰在上部，寸脉弦滑或沉伏；痰在中部，右关滑大；痰在下部，尺脉洪滑；有痰气内郁，右脉必沉滑；有痰饮内着，右脉必沉弦。若关脉左右滑大者，膈上有伏痰也。若右关洪滑，或右脉沉伏而左手紧盛者，夹痰伤寒也。

凡痰病之源，有因热而生痰者，热则熏蒸津液而生痰。

有因痰而生热者，痰则阻碍气道而生热也。

有因风寒暑湿而得者，有因惊而得者，惊则神出舍空，空则生痰也。

有因气而得者，有因食积而得者，食郁有火气，上

---

① 量其元气：根据元气损伤程度（而选用不同汤方）。量，衡量、度量。

动而生痰。

有因酒食而得者，酒气上升为火，肺与胃脘皆受邪，故郁滞而生痰。

有脾虚不能降火而生者，脾气虚，津液不运而生痰。

有肾虚不能降火而生者，肾水虚弱则心火上炎，以致津液浊败而为痰涎。

有血气亏乏而痰滞中焦者，热痰则多烦热，风痰多成瘫痪奇证，寒痰多成骨痹，湿痰多成倦怠软弱，惊痰多成心痛癫证，食积痰多成癖块痞满，酒饮痰多成胁疼臂痛。

凡痰，新而轻者，清白稀薄，气味亦淡；久而重者，黄浊稠粘凝结，咳亦难出，渐成恶味，甚至带血。王节斋①曰：痰乃津液所化，因风寒暑湿所感，或七情饮食所伤，以致气逆液浊变为痰饮，或吐咯上出，或凝滞胸膈，或留肠胃，或流经络四肢，随气升降，无处不到。其为病也，或喘或咳，或恶心呕吐，或痞膈壅塞、关格异病，或溏泄，或眩晕，或嘈杂，或怔忡惊悸癫狂，或寒热，或痛肿，或牵引，或走串，或目睛微定，

---

① 王节斋：指王纶，明代医学家（约1460—1538），字汝言，号节斋，浙江慈溪人。曾任广东参政、湖广右布政使、广西左布政使，后擢都御史，巡抚湖广，著《本草集要》八卷、《名医杂著》六卷刊行于世，另有《医论问答》《节斋小儿医书》《胎产医案》等。

或鼻如烟煤，或昔肥今瘦，或胸中漉漉有声，或背心常如一点冰冷，或四肢麻痹不仁，皆痰之所致也。

痰有新久、轻重之殊。治法：痰涎生于脾胃，宜实脾燥湿，又随气而升，宜顺气为先，分导次之；又气升随火，顺气在于降火。热痰则清之，风痰则散之，寒痰则温之，湿痰则燥之，郁痰则开之，顽痰则软之，食积痰则消之。在上者则吐之，在中者则下之。又中气虚者，宜固中气以运痰，若攻之太重，则胃气虚而痰愈甚矣。凡头目眩晕，卒时晕倒者，此风痰眩晕也，名曰痰晕，二陈加川芎天麻胆星之类，去甘草。若胸膈闷痛，咯吐不出者，此热痰稠结也，名曰痰结，二陈加芩、连、栀子、贝母、瓜蒌、桑皮、杏仁、枳壳、桔梗、苏子之类，去半夏。若骨节疼痛，或肿而痛，此湿痰流注也，名曰痰块，二陈加羌活、白芷、苍术、白芥子、南星、黄芩，甚加海石、朴硝之类。若昏迷卒倒，厥冷脉沉细者，此寒痰壅塞也，名曰痰厥，二陈加姜、桂、熟附、南星、木香、苏子、枳实。若咳嗽气闷，烦躁不宁者，此痰郁胸膈也，名曰痰燥①，二陈合温胆加砂仁之类。若惊气怔忡癫狂乱语者，此痰克心包也，名曰痰结，二陈加栀子、芩、连、瓜蒌、贝母、枳实、桔梗、前胡、苏子之类，用姜汁调辰砂温服。若咽喉结核，咯

---

① 痰燥：病证名，指痰火而致躁烦不安的病证。

不出，咽不下者，此痰气郁塞也，名梅核证，二陈加姜、桂、砂仁、枳实、厚朴、香附子之类。若寒热咳喘，发作有时者，此痰火上升也，名曰痰火，二陈加黄柏、知母、麦冬、五味、桑皮、黄芩及四物之类。若痰成块，咛咯不出，兼气郁者难治，痰热气实难治。凡治痰，二陈汤为主，随证加减。

半夏　陈皮　茯苓　甘草

按：此汤半夏燥湿，橘红利气，茯苓降气渗湿，甘草和中补脾，脾健则不生湿，燥湿渗湿则不生痰，利气降气则痰消解，真可谓治痰之圣药也。寒痰加附子、姜、桂，湿痰加苍术、白术，热痰加芩、连、栀子，风痰加南星、皂角，食痰加曲、麦、山楂，燥痰加瓜蒌，郁痰加香附、枳壳，老痰加海石、芒硝。气虚加四君，血虚加四物，脾虚加六君，肾虚加六味。气滞加陈皮，血滞加韭汁①，痰热瘀血成窠囊者加苍术，喘咳加杏仁、桑皮，满闷加枳壳、桔梗。外热加柴胡，内热加芩、连。头项痛加川芎、威灵仙，脚肿加牛膝、木瓜。痰在肠胃，可下而愈；痰在经络，非吐不可；痰在胁下，非白芥子不能达；痰在皮里膜外，非竹沥、姜汁不

---

① 血滞加韭汁："血"字原阙，疑作"血"，联系上下句文意推定。韭汁，《医方考》主治血噎膈，《本草纲目》谓"温中行气，散血通痹"。

能导。凡痰发出者，宜吐不宜下；厌厌①不测，变生他病矣。古人治痰，通用二陈实脾燥湿。若痰因火上，肺气不清，咳嗽时作，而成老痰郁痰，吐咯难出者，宜节庵化痰丸。

天冬　蒌仁　黄芩　海粉　香附　桔梗　连翘　大青　朴硝　广皮

吐痰用瓜蒂散。

甜瓜蒂　赤小豆

食积伤寒第三十六

凡中脘停食，头痛身热恶寒，但身不痛为异耳。凡食积之脉，左手平和，右手紧盛②者；若夹食伤寒，则左右脉俱紧盛矣。凡恶食咽酸，恶心呕吐，嗳气短气，胸满腹胀，胃口痛，按之亦痛，此食积类伤寒也，用香砂平胃散。若发热恶寒，头疼体痛，恶心拘急，中脘痞满，或痛或呕吐或泻利，此夹食伤寒也，藿香正气散。若已经发热者，芎苏散；若发热体痛者，冲和汤先解其表，后消其食。大抵治夹食伤寒，必须解表散邪后，方可攻食，否则胃口先虚，表邪乘虚而入矣。凡食在胃

---

① 厌（yān 烟）厌：指"恹恹"，精神不振、萎靡疲乏的样子。
② 盛：原作"成"，据文义及《伤寒全生集》改。

口，未入胃者宜吐；不吐则宜消导，待食下入于胃，变化糟粕。表证已解，乃可下其食也。凡脾胃气虚，不能运化水谷，水谷停积则为湿痰，曰补气，曰消食，曰燥湿，三者不可偏废也。病之新久要分，而用药寒温不可不察。凡脾胃虚弱不能运化水谷，初时则为寒湿，用辛香燥湿之剂以散之；若停积日久，湿能生热，热化为火，火能伤血，则为燥热，用辛甘苦寒之剂以润之。饮食又宜分治。经曰：因而大饮，则气逆；因而饱食，即经脉横解，则肠澼为痔。饮者无形之气，伤之则宜发汗利小便；食者有形之物，伤之则宜损谷，其次莫若消导，重则或吐或下。凡饮酒所伤，作湿热治之，或发汗，或利小便，使上下分消其湿是也。然小便赤涩者可利，小便清利者不可利，只宜发汗。若轻利小便，不惟肾水重涸，且酒毒亦不能去，致上①下不通而溺涩，则为发黄，入血室则为蓄血也，当服葛花解醒汤。

葛花　白蔻　猪苓　白术　茯苓　泽泻　陈皮　青皮　人参　砂仁　神曲　木香　生姜

虚烦伤寒第三十七

经曰：阴虚生内热。夫虚烦，即虚热也，则胸中郁

---

①　上：原作"土"，讹刻，据文义改。

郁不安，故曰虚烦。凡诸虚烦热，状类伤寒，但头不疼，身不病，不恶寒为异耳。凡脉数主热，数而有力为实热，数而无力为虚热。故虚烦之脉虽大，按之必无力，并尺脉浮大①，左寸关脉或濡或弱，或一或涩，皆虚脉也。又平人脉大者，必虚劳也。凡饮食不节，喜怒失调，房事劳役，皆损其真气，气衰则火旺，火旺则乘其脾土，四肢困倦而热，懒言沉卧，少气以动，动则气促而喘，或表虚自汗恶风，当以甘温之剂，补其中气，温其真阴，其热自愈，切不可以苦寒之剂重泻脾土也。经曰：劳者温之，损者益之。补中益气汤，黄芪、甘草甘温能除虚热，相火发热及大病后皆宜此汤。轻剂如竹叶石膏汤、十味温胆汤，皆病后虚烦之圣药，要在选而用之。凡虚烦不可攻热，热去则寒起矣。戒之，戒之。

脚气伤寒第三十八（原阙，今从《全生集》补）

脚气之作，必发寒热呕逆，但起于脚膝酸软为异耳。要须察其足肿，焮赤肿者，湿热也；黄白肿者，寒湿也。脉浮主风，小续命汤加羌活、木通、木瓜、龙胆草、牛膝；沉迟或紧，主寒，桂枝汤加羌、防、木瓜、木通、牛膝、苍术；脉数有力，主热，小柴胡汤加黄

---

① 尺脉浮大：原作"人脉洋大"，据《伤寒全生集》改。

柏、知母、牛膝、羌、防、木通；脉沉濡，主湿，五苓散加苍术、木通、羌、防、牛膝、木瓜。然伤寒则无足痛之患以别之，因有发热恶寒，故状类伤寒也。

大头伤寒第三十九

凡先发于鼻额红肿，以致两目盛肿而不开，并额上面部皆赤者，此属阳明也。或壮热气喘，口干舌燥，咽喉肿痛不利，脉来数大者，普济消毒饮主之。

柴胡　升麻　牛蒡　连翘　桔梗　白芷　甘草　元参　黄连　黄芩　马勃　僵蚕　板蓝根

内热实甚者，通圣消毒饮。若发于耳之上下前后，并额角红肿，此属少阳也，或肌热，或日晡潮热，往来寒热，口苦咽干，目痛胁下满，小柴胡加天花粉、羌活、荆芥、连翘、黄连、黄芩主之。若发于头，上并脑后项下及目后赤肿，此属太阳也，荆芥败毒散主之。若三阳俱受邪，并于头面①耳目鼻者，用普济消毒饮，外用清凉救苦散。凡头面，清虚之分，治法不宜太峻，恐邪气不伏而反攻内伤人也，宜先缓后急，邪自伏也。先缓者宜退热消毒，虚人兼补元气，胃虚食少兼助胃气，候大便热结以大黄下之，拔其毒根。凡时行，头面赤

---

① 面：原作"而"，据文义改，下同。

肿，咽嗌堵塞，水药不受，此脏腑素有积热，发为肿毒疙瘩、一切恶疮红肿，并宜解之，漏芦汤。凡头风，头面疙瘩肿痛，憎寒壮热，四肢拘急，状似伤寒，清震汤。夫雷属震卦，震象仰盂，故用青荷叶中通外直，以类象形，治之效也。咽喉肿痛，用绿云散。

青黛　滑石　冰片　芒硝　元明粉　寒水石　山豆根　车前

研细吹喉，诸肿处各砭出血为妙。

黄耳伤寒第四十

凡耳中策策①痛者，皆风入肾经也。不治，流入肾，卒然变恶寒发热，脊强背直，如痉状，此非正伤寒，乃类伤寒也，名黄耳伤寒②，小续命汤，荆防败毒散。又一草方。

藤天竹　紫金皮　鸡屎子　马蹄金　苦参　两面龟诈死子　酒和服

又方，用苦参磨水，滴入耳中，或用虎耳草，或用

---

① 策策：象声词，形容风吹落叶声。

② 黄耳伤寒：病证名，是指以耳内流脓、高热、头痛、颈项强直、角弓反张、神志不清等为主要表现的脓耳变证，属脓耳失治变证中的重候。病名首见于明·孙一奎《赤水玄珠·卷十九》，其证候记述最早见于《诸病源候论·卷二十九·耳疼痛候》。

猴姜根汁，或用薄荷、土木香汁，滴入耳中尤佳。

赤膈伤寒第四十一

凡胸膈赤肿疼痛，发热恶寒，头痛身痛，此非正伤寒，乃类伤寒也，名赤膈伤寒，荆防败毒加赤芍、芩、连、瓜蒌仁、紫金皮、元参、升麻。若有表复有里证，防风通圣加瓜蒌仁、黄连、紫金皮。若表证已退，大便燥实，凉膈解毒加瓜蒌仁、紫金皮、枳壳、桔梗、赤芍，又宜于肿处针刺出血。若半表半里，柴胡桔梗加蒌仁、紫金皮、赤芍。

结阳伤寒第四十二

结阳者，肢肿也。诸阳脉不行，阴腑留结，或热，为四肢肿痛也，万全木通散、五苓散、八正散。

结阴伤寒第四十三

结阴者，便血也。阴气内结，不能通行，血气无宗，渗入肠中，则下血也，四物阿胶汤、三黄补血汤、桂附六合汤。

血风证第四十四

妇人血风证，因崩漏大脱血，或前后俱去，因而涸燥，其热未除，循衣摸床，撮空闭目，不省人事，扬手掷足，摇动不安，错语失神，脉弦浮而虚，内有燥热之极，气粗鼻干，上下通燥，此为难治，生地黄连汤治之。男子去血过多，亦有此病，此汤妙不可言也。

热入血室第四十五

妇人中风，发热恶寒，经水适来，得之七八日，热除而脉迟身凉，胸胁下满，如结胸状，谵语者，此为热入血室也，当刺期门，随其实而泻之。妇人中风，七八日续得寒热，发作有时，经水适断，此为热入血室，其血必结，故使如疟状，发作有时，小柴胡汤主之。妇人伤寒发热，经水适来，昼则明了，暮则谵语，如见鬼状，此为热入血室，无犯胃气及上中二焦。凡阳盛谵语，如见①鬼状，宜下；此热入血室，不可下；恐犯胃气，不可发汗；恐犯上焦卫气，不可刺期门；恐犯中焦，但守之，待经行尽，热退血去，而自愈矣。阳明

---

① 见：原阙，据《伤寒论》及上下文义增补。

病，下血谵语者，此为热入血室，但头汗出者，刺期门穴，随其实而泻之，濈然汗出则愈。启元子①云：卫为血海，诸经朝会，男子则运而行之，女子则傍而止之，皆谓之血室。凡热入血室，女子并用小柴胡汤加生地、丹皮、红花、归尾、枳壳、香附主之；男子轻用犀角地黄汤，重用桃仁承气汤主之。若行汤迟，则热入胃，令津液上焦中焦不行，而成血结胸，须刺期门可也。有下证，与桃仁承气相似者，四顺饮子。

当归　大黄　赤芍　甘草

妊娠伤寒第四十六

经曰：妇人重身，毒之奈何？岐伯曰：有故无殒，亦无殒也。大积大聚，其可犯也，衰其大半而止，过者死。凡妊妇伤寒，大要安胎为主，兼用伤寒药为当，不可轻用发表攻里之药，以伤胎气。宜汗者，冲和加四物、苏叶、葱头、柴胡主之；宜下者，酒制大黄主之；宜和解者，小柴胡去半夏加四物主之；宜温者，炒制姜、桂，必加黄连、甘草，兼用沉香，随之外用护

---

① 启元子：唐代医学家王冰，号启元子，又作启玄子。里居籍贯不详。唐宝应年间（762—763）为太仆令，故又称王太仆。王冰年轻时笃好养生之术，留心医学，潜心研究《素问》12年，著成《补注黄帝内经素问》24卷81篇，后人《素问》研究多以此为基础。

胎法。

伏龙肝　井底泥　青黛各等分

调涂于脐上二寸许，如干再涂，以保胎孕。

妊妇忌药：蚖斑①水蛭及虻虫，乌头附子配天雄；野葛水银并巴豆，牛膝薏苡与蜈蚣；三棱代赭芫花射，大戟蛇蜕黄雌雄；牙硝芒硝桂丹皮，槐花牵牛皂角同；南星半夏与通草，瞿麦干姜桃仁通；硼砂干漆蟹甲爪，地胆茅根胡粉同。

妇人伤寒发热，四肢拘急，口燥舌干，经脉凝滞，不得往来者，桂枝红花汤。

产后伤寒第四十七

产后始生，气血俱虚，外失于卫护，内无主持，最宜调养，故曰：胎前宜养血安胎，产后宜大补气血。虽有杂证，以末治之。若产后患伤寒，妄用汗、吐、下之法，必变郁冒昏迷，肉瞤筋惕，四肢厥冷，或大便闭结不通，或下利不止者，用八物汤加减治之。茯苓、干姜乃为主药，不可少也。凡产妇发热，脉虚大无力，内无痛者，去血过多，或产时用力，或早起劳动，乃血虚发

---

①　斑：原作"班"，古今字，今作"斑"，指斑蝥。

热耳，用四物汤去①芍加苓、术、参。去芍药者，以酸伐生气也；加参、术、苓者，以淡味渗泄其热也。如大热不止，加煨干姜神效。盖干姜辛热，能引血药入血分以补血，引气药入气分以补气，有阴长阳生之妙。又产妇昏沉不醒者，亦用四物加参、术、苓、干姜治之。凡产妇发热恶寒，胁肋胀满，大小腹有块作痛，恶路②不尽，乃瘀血发热耳，四物汤加红花、桃仁、玄胡、灵脂、丹皮、香附、青皮、干姜、官桂，酒水各一种，黑豆一撮，后磨木香入童便，姜汁温服，取下瘀血为效。又产妇瘀血上冲，昏晕不醒者，亦用四物加红花、桃仁、灵脂、丹皮、姜、桂治之。凡产妇恶寒发热，嗳气作酸，恶闻食臭，胸膈饱闷，右关脉紧盛者，乃停食发热耳，用治中汤加当归、川连、神曲、山楂、砂仁治之。凡产后发热恶寒，乳间胀硬疼痛者，乃蒸乳发热耳，但令产妇自揉其乳，汁下窍通，热自除矣。凡胎产数证，俱有发热恶寒头痛，实非伤寒也，若误治之，杀人甚速。故产后虽有寒热疼痛，及口眼歪斜，手足搐搦者，乃血虚所致，不可作风寒病治之。若果产后不谨，虚中入风者，用四物汤加防风、荆芥、白芷、僵蚕、人参、干姜、香附、乌梅主之。又有产后感冒风寒，发热

---

① 去：原作"赤"，据上下文义改。
② 路：通"露"。

恶寒，头疼体痛，脉浮紧，表证宜汗之，四物加羌活、苍术、白术、干姜、苏叶、山栀，少佐葱头。若自汗，去苍术、苏叶，加白术。若热邪传里，燥渴，大便不通，脉沉实者，轻则蜜导，重则四物加柴胡、炒黄芩、熟大黄微下之，就用四物加干姜少许，大用参、术以温补其气血。若邪传至半表半里，寒热呕而口苦，脉弦数者，四物合小柴胡汤主之。

温病伤寒第四十八

温病者，冬月伏寒之所变也。冬月伏阳在内，感寒不即病，伏藏于肌肤之间，至春时温气将发，又受暴寒，故春变为温病。既变之后，不得复言为寒矣。又伤寒汗下后，过经不解，亦名温病，并不可发汗。盖过经而发，不在表也；已经汗下，亦不在表也。经曰：不恶寒而渴者，盖言温病也。不恶寒则病非外来，渴则明其热自内达外，因无表证，明矣。温病之脉，行在诸经，不知何经之动，随其经之所在而取之。如太阳病，头痛身热，汗后过经不愈，诊得尺寸俱浮者，太阳病温也；如身热目疼，汗下后过经不愈，诊得尺寸俱弦长者，阳明病温也；如胁腹痛，汗下后过经不愈，诊得尺寸俱弦者，少阳病温也；如腹满嗌干，过经不愈，诊得尺寸俱沉者，太阴病温也；如舌干口燥，过经不愈，诊得尺寸俱微沉者，少阴病温也；如烦满囊缩，过经不愈，诊得尺寸俱微缓者，厥阴病温也。要在随其经而取之。如发斑，乃温毒也。节庵曰：太阳温病者，羌活冲和汤；阳明病温者，解肌汤合芎苏散加苍术；少阳病温者，小柴胡合芎苏散；兼有太阳者，人参羌活散；兼有阳明者，羌活散加葛根、芍药。温病传进三阴，治法与伤寒同，惟发表不与伤寒同，盖因春时温气而发，非寒初伤于表也，故宜辛凉之剂解之。凡温病发于三阳者多，发于三阴者少。若发于阴，必有所因也，或因饮食内伤而得之，或因欲事先伤肾经而得之，治例与伤寒同。凡壮热，脉浮大有力，可治；细小者，难治。凡温病，大热滚滚，脉小足冷者，多死也。三月得此病者为晚发，治与伤寒温病同。

热病伤寒第四十九

热病者，冬月伏寒之所变也。冬月伏阳在内，感寒不即病，伏藏于肌肤之间，至夏时暑热将发，又受暴寒，故夏变为热病。既变之后，不得复言为寒矣。凡热病，所起所因所感所发，证脉治法，并与温病同。凡热病，一二日，泻利腹满烦热，甚者死；三四日，神昏谵语，热甚脉小者死；五六日，舌本焦黑，燥渴者死；七八日，吐衄下血，燥热脉大者死；八九日，发痉，兼昏沉者死。凡热病，脉沉伏细小结促，皆难治。热不得汗，脉暴急者，亦难治也。已得汗而热反甚，脉暴急者死。

秋凉伤寒第五十

白露至秋分，行坐卧露水间，寒客皮肤，名秋凉伤寒。其脉涩涩者，中①雾露故也。

冬温伤寒第五十一

冬有非节之暖，名曰冬温。冬温之毒，与伤寒大异。冬温复有先后，更相重沓，亦有轻重，葳蕤汤。大渴，瓜蒌汤；咽痛，甘桔汤；斑疹，化斑汤，即白虎汤；温疫，通用败毒散。伤寒无汗，脉浮紧；冬温无汗，脉不浮也。

---

① 中：伤也。

卷下

时行疫证第五十二

时行者，春应暖而反大寒，夏应热而反大凉，秋应凉而反大热，冬应寒而反大温，此非其时而有其气，是以一岁之中，长幼之病多相似者，此即时气。春感寒，邪在肝，升麻葛根汤；夏感凉，邪在心，调中汤；秋感热，邪在肺，苍术白虎汤；冬感寒，邪在肾，名曰冬温，葳蕤汤。温疫通用人参败毒散，加芍药、葛根、升麻。从春分至秋分，天有暴寒者，皆为时行寒疫，宜用辛温药发散，时气表证见者人参败毒散，里证具者大柴胡汤，半表半里者小柴胡汤。

寒疫伤寒第五十三

寒疫者，天令暴寒，人感冒之即病也，其证与正伤寒同，但感冒为轻。未发热，藿香正气散；已发热，十味芎苏散；发热体痛，羌活冲和汤主之。

中暑中暍第五十四

暍，即热病也。动而得之为中热，静而得之为中暑。寒伤形，热伤气，伤寒则外恶寒而脉浮紧，伤暑则不恶寒而脉虚。故曰：脉盛身寒，得之伤寒；脉虚身热，得之伤暑。伤热伤暑亦自不同，有热伤太阳经与伤寒相似者，有热伤心脾二经而不在太阳者，要在明辨治之也。经曰：太阳中暑者，暍是也。其人汗出恶寒身热，中暍也。成无己曰：汗出恶寒，身热不渴者，中风也；汗出恶寒，身热而渴者，中暍也。又曰：太阳中暍者，身热体重而脉微弱，此以夏月伤冷水、水行皮中所致也，夏时暑热，以水灌洗而得之。又曰：太阳中暍，发热恶寒，身重疼痛，其脉弦细芤迟，小便已，洒洒然毛耸，手足逆冷，小有劳，身即热，口开，前板齿燥。《内经》曰：因于暑，汗，烦而喘渴。口开以喘渴不止，故前板齿燥。若发汗则恶寒甚，加温针则发热甚，数下之则淋甚，并用人参白虎汤。东垣曰：动而伤暑，心火太甚，肺气全亏，故身热脉洪大；动而火胜者，热伤气也，白虎加人参主之，辛苦之人多得之。静而伤暑，火乘金位，肺气出表，故恶寒脉沉疾；静而湿胜者，身体重也，白虎加苍术主之，安乐之人多受之。暑伤心，心不受邪，包络受之，包络本相火也，以火济火，故热甚而昏不省也，急用童便灌醒，随用黄连香薷饮冷服之。戴元礼云：暑风卒倒，有因火者，有因痰者。火者君相二火也，暑者天地二火也，内外合而炎烁，所以卒倒也；痰者人身之痰饮也，因暑气入，而鼓激痰饮，塞碍心窍，则手足不知动撮而卒倒也。此二者皆可吐。经曰火郁则发之，吐则发散也，吐醒后可以清剂治之。暑伤脾胃，呕吐泻利者，黄连香薷饮合五苓散，加木通滑石主之。盖黄连退热，香薷消暑，五苓利水也。若外伤暑热，内伤生冷，外热内寒，宜先温中消食，次宜清暑补气，东垣清暑益气汤则兼此意。盖人参、黄芪、白术、升麻、葛根、麦冬、五味、黄柏、甘草，是清暑益气也；苍术、青皮、陈皮、神曲、泽泻，是治内补脾也。暑伤元气，身热而烦，四肢困倦，不思饮食者，清暑益气、补中益气主之。盖病暑之人，其气必虚，暑伤元气，故当补气为本。惟肺热多火者，忌人参二术。凡暑证，有冒有伤有中三者，轻重虚实不同。若呕吐、恶心、腹痛、泄泻，此为冒暑，黄连香薷合四苓散，并清暑益气主之；若身热头疼，躁乱不宁，身如针刺者，此为伤暑，因暑伤内分也，白虎合解毒加柴胡主之；若寒热咳嗽，汗出不止，脉数者，热在肺金，火乘金也，此为中暑，清肺汤天水散主之，急治则可，迟则不救。凡暑病，脉虽虚，手足虽冷，原不可用热药，当清暑之剂及利小便为本。凡日中劳役，热伤元气者，清暑益气汤固矣。若避暑纳凉，反为阴寒所遏，周身阳气不得伸越，以致头身拘急，肢节疼痛，肌肤大热，恶寒无汗，此虽中暑而致，亦宜用辛温之剂以解表散寒也，清暑香薷饮。夏月有四证，伤寒、伤风脉证互见，中暑、热病疑似难明。脉紧恶寒谓之伤寒，脉缓恶风谓之伤风，脉盛壮热谓之热病，脉虚身热谓之伤暑。凡暑脉必虚，或浮大而散，或弦细芤迟，盖热伤气，故气消而脉虚弱，无风卒倒，切不可与冷水饮，并卧湿地。其法急用童便灌醒，及用布蘸热汤熨脐并气海，续续令暖气透彻脐腹，俟醒省，然后进药。疰夏由于脾胃薄弱，胃家有湿热，乃留饮所致。夏初春末，头疼脚软，食少体热者是也，治用补中益气去柴胡、升麻，加麦冬、五味、白芍、黄柏、黄芩、山栀、知母。

伤湿中湿风湿第五十五①

伤湿者，湿伤太阳经也；中湿者，湿中太阴经或少阴经也；风湿者，先伤风，后伤湿，风湿相搏而为病也。太阳病，关节疼痛而烦，脉沉而细者，此名湿痹，小便不利，大便反快，但当利其小便，五苓散。中湿，一身尽痛而黄，脉沉而缓，小便不利，大便反快，甘草

---

① 五：原作"一"，据上下文义改。

附子汤合五苓，有黄加茵陈，大小便俱利、无黄，术附汤。风湿一身重痛，不能转侧，额上微汗出，恶寒不欲去衣，大便难，小便利，热至日晡而甚。经曰：病者一身尽痛，发热日晡所剧者，此名风湿。此病由汗出当风，或久伤湿冷所致也，治宜微解肌，麻黄杏仁苡米甘草汤。不呕不渴，脉浮虚者，桂枝附子汤、羌活冲和汤；若止①发汗，则风去湿存，非但无益而又害之湿，多痛，小便自利，甘草附子汤；烦渴咽痛，小便不利，五苓散；无热不渴，小便自利，术附汤；脉缓弱，昏迷，腹满身重，自汗失音，下利不禁，白通汤；肿痛，微喘，恶风，杏仁汤、人参败毒散；热而烦渴，瓜蒌根散，小柴胡加花粉亦可。湿家病身疼痛，发热面黄而喘，头痛鼻塞而烦，其脉大，自能饮食，腹中和无病，病在头中寒湿，故鼻塞，以黄瓜散纳鼻中，黄水出则愈。湿家头汗出，背强，欲得覆被向火，若下之早则哕，胸满小便不利，舌上如苔者，以丹田有热，胸中有寒，渴欲饮水而不能饮，则口燥烦也。湿家若下之，额上汗出而喘，小便利者死，若下利不止者亦死。汗出微喘，阳气上逆也，小便利，下利，阴气下流也，阴阳相离，故云死矣。经曰：地之湿气，感则害人皮肉筋骨，故其病筋骨疼痛，重痛不可转侧，四肢不利。若湿在

---

① 止：仅，只。

上，病头重呕吐；湿在中，病腹满、中胀、泄泻；湿在下，病肿、跗肿、脚气、臁疮久不愈。凡湿能伤脾土，土一亏，诸病生焉。滞而为喘咳，渍而为呕吐，渗而为泄泻，溢而为浮肿，郁于皮肉即发黄，流于肾则重着腰痛，入于关节则一身尽痛。夹风则头目昏眩，呕哕心烦；兼寒则拳挛①掣痛，无汗恶寒；带热则烦渴引饮，心腹痛，多汗。其脉沉缓而微，其证四肢重痛不举，法当利其小便，或微汗以散之，或燥湿以除之。经曰：治湿不利小便，非其治也。

湿温证第五十六

湿温者，素伤于湿，因而中暑，湿与热相搏，则为湿温。其脉阳软而阴弱小而急，其证胸腹满，目疼壮热，妄言自汗，两胫逆冷，挛急而痛，倦怠恶寒。若发其汗，使人不能言，耳聋，不知痛处，其证身青面色变，医杀之耳。湿温不可汗，汗之名重暍，死。病在太阴，苍术白虎汤。湿甚身尽痛，发热身黄，小便不利，大便反快，五苓散加茵陈。脏腑虚，自利甚，理中汤、术附汤，加人参、香薷、扁豆。

----

① 拳挛：又作挛拳，蜷曲、拘急、屈曲不伸。拳，通"蜷"。

水气第五十七

凡人渴欲饮水，不可不与，亦不可多与。不与则津液枯竭，无由作汗；多与则水气停积，变生他病矣。如水停于心，为悸为水结胸；射于肺，为喘为咳；留于胃，为噎为噫；蓄于下为癃，渗于肠中为利，溢于皮肤为肿，皆水过多也。伤寒表未解，心下有水气，干呕，发热而咳，或渴或利或噎，或小便不利，小腹满，或咳者，小青龙汤。桂枝甘草之甘辛，以发散表邪；干姜、半夏、细辛之辛，以行水气而润肾；芍药、五味之酸，以收逆气而安静。少阴病四五日，腹痛，小便不利，四肢沉重疼痛，自下利者，此为有水气，其人或咳，或小便利，或下利，或呕者，真武汤。心下怔忡，头微汗出，但结胸，无大热者，大陷胸汤。心下有水气，厥而悸，当先治水，茯苓甘草汤。中风发热而烦，有表里证，渴欲饮水，水入即吐者，名曰水逆，五苓散。

火劫第五十八

伤寒不得汗，以火劫之，邪热与火热，两相熏灼，发于外则身黄，搏于内则小便难；火劫太甚，则为手足躁扰，捻衣摸床，为难治；小便利者，尚可治也。火邪迫血，而血上行，必衄血吐血，血下行则圊血，并用犀角、地黄之类主之。火劫不得汗者，邪无从出，因火而甚，病从腰以下必重而痹，名火逆也，麻黄杏仁薏苡甘草汤。火劫汗大出者，火热入胃，胃中竭，躁烦，必发谵语，十余日，振栗，自下利者，此为欲解也；火劫亡阳，惊狂，起卧不安者，桂枝去芍药加蜀漆龙骨牡蛎救逆汤主之。盖桂枝解表，去芍药者，以芍药益阴，非亡阳所宜；火邪错逆，故加蜀漆之辛以散之；阳气欲脱，故加龙牡之涩以固之。

合病并病第五十九

合病者，或二阳经或三阳经齐病，不传者是也。并病者，一阳经先受病未尽，又过一经而传者是也。三阳合病，皆自下利。太阳阳明合病下利，脉浮长者，葛根汤。少阳太阳合病下利，脉浮弦者，黄芩汤。少阳阳明合病下利，脉长大而不弦者，为顺，承气汤；若长大而弦者，为负①，负者死。太阳阳明合病，大便坚，小便数者，为脾约。脾约凡恶寒者，升麻葛根汤；不恶寒反恶热，大便不秘者，白虎汤；大便秘或谵语者，承气汤。凡三阳合病，无表证者，俱可下也。三阳合病，腹

---

① 负：与顺相对而言，木乘土，脉证不相符为负。

满身重，难以转侧，口不仁而面垢，谵语遗尿，发汗则谵语，下之则额上汗出，手足逆冷，若自汗出者，白虎汤。二阳合病，太阳证罢，但发潮热，手足漐漐汗出，大便难而谵语，下之愈，大承气汤。凡二阳合病，用二阳经药；三阳合病，用三阳经药，如人参败毒散，乃三阳经之神药。麻黄汤本太阳经药，葛根白虎汤阳明经药，小柴胡少阳经药也。三阳不与三阴合病，若合病，即为两感，死，不可治。

两感伤寒第六十

两感者，阴阳双传也。头痛身热，太阳经受病也；若兼舌干口燥，则少阴同受病矣，其脉沉而必数。身热谵语，阳明经受病也；若兼腹满咽干，则太阴同受病矣，其脉沉而必长。耳聋口苦寒热，少阳经受病也；若兼烦满囊缩，消渴舌卷，则厥阴同受病矣，其脉必沉而弦。经曰：两感于寒者，必不免于死。又曰：阳明者，十二经脉之长，三日气尽则死矣。仲景无治法，东垣用大羌活汤，节庵用冲和灵宝饮。如表证多而甚急者，用麻黄葛根为解表；如里证多而甚急者，用调胃承气为攻里；如阴经，曰中病者，又当先救里，温之以回阳救急，汤分表里寒热而治，此其权变大法也。

六经传变第六十一

阳中之阴，太阳水是也；为三阳之首，能循经传，亦能越经传。阳中之阳，阳明土是也；夫阳明为中州之上，主纳而不出，如太阳传至此，为循经传也。阴中之阳，少阳木是也；上传阳明，下传太阴，如太阳传至此，为越经传也。阴中之阴，太阴土是也；上传少阳为顺，下传少阴为逆，此为上下传也，如太阴传至此，为误下传也。阴中之阳，少阴①火是也；上传太阴为顺，下传厥阴为逆，如太阳传至此，为表里传也。阴中之阴，厥阴木是也；上传少阴为实，再传至太阳，为欲愈也。

太阳六经传第六十二

夫太阳者，巨阳②是也，为诸阳之首。膀胱经病，若渴者，自入于本也，名曰传。本太阳传阳明胃土者，名循经传，为发汗不彻，小便利，余邪不尽，透入于里也。太阳传少阳胆木者，名越经传，太阳阳明为先受

---

① 少阴：原作"少阳"，据文义改。
② 巨阳：亦称太阳。太阳主一身之表，阳气敷布体表肌肤，卫外领域最广最强，故称。

病，脉浮无汗，当用麻黄而不用之故也。太阳传少阴肾水者，名表里传，为得病急当发汗，而反下之，汗不发所以传也。太阳传太阴脾土者，名误下传，为先受病，脉缓有汗，当用桂枝而反下之所致也，当肘腹痛，四肢沉重。太阳传厥阴肝木者，为三阴不至于首，惟厥阴与督脉上行，与太阳相接，名曰循经得度传。

足传手经第六十三

足传手经者，膀胱逆传小肠，小肠逆传心经而为病也，名越经证。伤寒五六日，渐变神昏不语，或睡中独语一二句，目赤唇焦，舌干不饮水，稀粥与之则咽，不与亦不思，六脉沉而不洪，心下不痞，腹中不满，大小便如常，形如醉人。此少阴心火炎上而迫肺，所以神昏，用导赤各半汤。与食则咽者，胃和故也；不与亦不思，神昏故也；热不在胃而误下之，未有不死者也。

阳明传少阴第六十四

伤寒脉尺寸俱长者，自汗大出，身表如冰，传入于里，脉细而小，其人动作如常，故此阳明传入少阴，戊合癸，即夫传妇也，白虎加桂枝汤主之。然脉虽细小，亦当迟。此病诊脉，疾而非迟，故用此法。

知可解第六十五

伤寒三日，脉浮数而微，病人身凉和者，此为欲解也。解以夜半，寸、关、尺三处，小大、浮沉、迟数而微同等，虽有寒热不解者，此脉阴阳为和平，虽剧当愈。太阳传阳明，其中或有下证，阳明反退，不热不渴，即显少阳证，是知可解也。太阳证知可解者，头不痛，项不强，肢节不疼，知表邪退也。阳明病知可解者，无发热恶寒，知里易解也。少阳证知可解者，寒热日不移时而作，邪未退也；若用柴胡，而其寒热早移之于晏①，晏移之于早，气移之于血，血移之于气是也。邪无可容之地，知可解也。伤寒三日，三阳为尽，三阴当受邪，其人反能食而不呕，此为三阴不受邪也。伤寒三日，少阳脉小者，欲已也。太阴中风，四肢烦疼，阳微阴涩而长者为愈。少阳病脉紧，至七八日，自下利者，脉暴微，手足反温，脉紧反去者，为欲愈也，虽烦，下利必自愈。少阴中风，脉阳微阴浮为欲愈。厥阴中风，脉微浮为愈。厥阴病，渴欲饮水者，少少与之愈。伤寒先厥后发热而利者，必自止。凡厥利者，当不能食，反能食者，恐为除中，食以索饼；不发热者，胃

---

① 晏：晚，暮也。

气尚在，必愈。厥阴病，厥五日，热亦五日，设六日当复厥，不厥者，自愈。伤寒热少厥微，指头微寒，默默不欲食，烦躁，日小便自利白色者，此热除也，欲得食，其病为愈。伤寒厥少热多，其病当愈。下利，有微热而渴，脉弱者，阳气得复也，会自愈。下利脉数，有微热汗出，会自愈；设脉复紧，为未解。下利，脉沉弦者，下重也；脉大者，为未止；脉微弱数者，为欲自止，虽发热不死。下利脉沉迟，面少赤，身有微热，下利清谷者，必郁冒汗出而解。下利脉数而渴者，会自愈；设不愈，必圊脓血，以有热故也。脉阴阳俱紧者，口中气出，唇口干燥，到七八日以来，其人微发热，手足温者，此为欲解，阴气绝，阳气复也。蜷卧足冷，鼻中涕出，舌上苔滑，阴犹在也，勿妄治之；或到七八日以上，反大热者，为难治。设使恶寒，必恶心欲呕也；腹内痛者，必欲利也。脉阴阳俱紧，至于吐利，其脉独不解，紧去人安，此为欲解。若脉迟，至六七日不饮食，此为晚发水停故也，为未解，食自可者为欲解。病六七日，手足三部脉皆至，大烦而口噤不能言，其人烦躁者，必欲愈也。若脉和，其人大烦目重，睑①内际黄者，此欲解也。

---

① 睑：原作"脸"，《医宗金鉴》正误为"睑"，从之改。

伤寒欲解时第六十六

太阳病欲解时，从巳至未上。阳明病欲解时，从申至戌上。少阳病欲解时，从寅至辰上。太阴病欲解时，从亥至丑上。少阴病欲解时，从子至寅上。厥阴病欲解时，从丑至卯上。

阳生于子，子为一阳，丑为二阳，寅为三阳，阴则得阳解也。

伤寒欲解日第六十七

不两感于寒，更不传经，不加异气者，至七日，太阳病头痛少愈；八日阳明病衰，身热少歇；九日少阳病衰，耳聋少愈；十日太阴病衰，腹减如故，则思饮食；十一日少阴病衰，渴止舌干，已而嚏；十二日厥阴病衰，囊纵，小腹微下，大气皆去，病人精神爽慧也。凡发热恶寒者，发于阳也；无热恶寒者，发于阴也。发于阳者七日愈，发于阴者六日愈，阳数七、阴数六也。风家，表解而不了了者，十二日愈。

过经不解第六十八

伤寒十三日不解，谓之过经。若脉尺寸陷者，大危也。伤寒过经，正气多虚，有表证当汗者，冲和汤微汗之；有里证当下者，大柴胡汤微下之；有柴胡证未罢者，小柴胡和解之。若人虚脉弱者，参胡三白汤主之；虚烦少气者，人参竹叶汤主之；虚烦不眠者，参胡三白汤①主之；内热不止者，鳖甲汤主之。若更感异气，变为他病，当依坏证而治之。

温疟第六十九

经曰：脉阴阳俱盛，重感于寒者，变为温疟。凡寒热往来，口苦胸满者，小柴胡加桂枝芍药汤；寒多倍桂，热多倍柴芩。热甚烦渴者，人参白虎汤。热甚多痰者，小柴胡汤合二陈；食少胃弱加白术，心满加枳实、黄连，渴去半夏加瓜蒌根。若里急不大便，用大柴胡汤。凡疟由于暑，伤寒似疟由于寒。寒伤血，暑伤气，

---

① 参胡三白汤：《伤寒全生集》作"参胡温胆汤"，可从。参胡三白汤药物组成为人参、柴胡、白茯苓、白芍、白术。

其所伤既自不同，治法亦不得不异。王执中①曰：正疟以似疟治，用桂枝柴胡，必至于汗多亡阳，缠绵不已，而劳瘵、疟母之证作矣；似疟而以正疟治之，多用参芪，则补塞邪气，谵语发斑，舌生芒刺，而死证作矣。医者慎之。凡疟，多由于中气不足，脾胃虚者，暑邪乘虚客之而作，虽随经随证投药解散，必先清暑益气调理脾胃为主。有食兼消食，有风兼散风，有痰兼豁痰，或瘴疠兼消瘴疠；汗多者固表，无汗者解散表邪，泄利者升发兼利小便，大便燥者兼益阴润燥。病有阴阳，药分气血，证有缓急，治因先后，人有虚实，药异攻补，久而不解，必属于虚。气虚补气，血虚补血，气血俱虚气血并补，非大补真气大健脾胃不能瘳②也，治以清暑益气汤为主，热甚者竹叶石膏汤。邪并于阳则发热，冰水不能凉；邪并于阴则发寒，汤火不能温。并则病作，离则病止，作止有时。在气则发早，在血则发晏，浅则日作，深则间作。先寒后热者，夏伤于大暑，其汗大出，腠理开发，日遇夏气凄沧之小寒，藏于腠理皮肤之中，秋伤于风则病成矣。夫寒者阴气也，风者阳气也，先伤于风，后伤于寒，故先热而后寒也，亦以时作，名曰温

---

① 王执中：明代医家，著《东垣伤寒正脉》12 卷，集《素问》及张仲景、李东垣、陶节庵、彭用光诸家之作，阐发伤寒之旨，成书于明万历八年（1580）。

② 瘳（chōu 抽）：疾愈也。

疟。其但热不寒者，阴气先绝，阳气独发，则先少气烦冤，手足热而欲呕，名曰瘅疟。又温疟者，得之冬中于风，寒气藏于骨髓之中，至春则阳气大发，邪气不得自出，因遇大暑，髓脑灼，肌肉消，腠理发泄，或有所用力，邪气与汗皆出，此病藏于肾，其气先从内而出之于外也。如是者，阴虚而阳盛，阳盛则热矣，衰则气从背入，入则阴虚，阴虚则寒矣，故先热而后寒，名曰温疟。瘅疟者，肺素有热，气盛于身，厥逆上冲，中气冲实，而不外泄，因有所用力，腠理开，风寒居皮毛之内、分肉之间而发，发则阳气盛，阳气盛而不衰，则病矣。其气不及于阴，故但热而不寒，寒气内藏于心，而外居于分肉之间，令人消铄肌肉，故名曰瘅疟。足太阳疟，令人腰痛头重，寒从背起，先寒后热，熇熇暍暍①，然热止汗出难已。足少阳疟，令人身体解㑊②，寒不甚，热不甚，恶见人，见人心惕惕然，热多汗出甚。足阳明疟，先寒洒淅，寒甚乃热，热去汗出，喜见日月火光明气，乃快然。足太阴疟，令人不乐，好太息，不嗜食，多寒热汗出，病至则善呕，呕已乃衰。足少阴疟，令人呕吐，寒多热少，欲闭户塞牖而处，其病

---

① 熇（hè 贺）熇暍（yē 椰）暍：见《素问·刺疟》，形容热气极盛。熇熇，炽盛、炎热也；暍暍，亦热盛也。

② 解㑊（xièyì 懈义）：指困倦无力、懒言息惰的一种病症。《素问·平人气象论》云："尺脉缓涩，谓之解㑊。"

难已。足厥阴疟，令人腰痛小腹痛，小便不利，如癃状，非癃也，数便意，恐惧，气不足，腹中悒悒①。肺疟者，令人心寒，寒甚而热，热间善惊，如有所见。心疟者，令人心烦甚，欲得清水，反寒多，不甚热，桂枝加黄芩汤。肝疟者，令人色苍苍然②，太息，其状若死者。胆疟者，令人心寒甚，寒甚则腹中痛，热则肠中鸣，鸣已汗出。胃疟者，令人且病也，善饥而不能食，食而支满腹大。肾疟者，令人洒洒然腰脊痛，不能宛转，大便难，目眴眴然③，手足寒。凡治疟，先发初轻，乃可以治，过之则失时也。病在阴则寒而脉静，病在阳则热而脉躁。疟脉多弦，弦迟多寒，弦数多热。若疟久，脉散大者，死也。治疟误下，暑邪陷内，变为滞下者，宜用芩、连、芍药、滑石、红曲、甘草，佐以柴葛、升麻，表里分消之。

风温第七十

经曰：阳脉浮滑，阴脉濡弱者，更遇于风，变为风温。又曰：发汗已，身犹灼热者，名曰风温。风温病，脉阴阳俱浮，自汗出，身重，多眠睡，息必鼾，语言难

---

① 悒（yì义）悒：积滞郁结。悒，忧愁，不安。
② 苍苍然：深青色鲜亮。
③ 眴（xuàn炫）眴然：眼花，晕眩看不清。

出。若被下，小便不利，直视失溲；若被火，微发黄色，剧则如惊痫，时瘛疭。节庵曰：风温者，尺寸俱浮，素伤于风，因而伤热，风与热搏，即为风温。其外证四肢不收，自汗头痛，喘息发渴，昏睡或体重不仁，不可发汗。汗之则谵语，烦躁，目无精光，病在少阴厥阴，葳蕤汤，葛根龙胆汤；渴甚，瓜蒌根汤；脉浮身重汗出，防己汤选用；未醒，柴胡桂枝汤。发汗已，身灼热者，知母葛根汤。

温毒第七十一

经曰：阳脉洪数，阴脉实大者，遇温热为温毒，为病最重也，表里皆热故也。又温毒者，冬月感寒毒异气，至春始发也，表里未罢，毒气不散，故有发斑之证也。心下烦闷，呕逆咳嗽，后必下利，治须用元参升麻汤，黑膏搅和服之。若无汗，三黄石膏汤；有汗，人参白虎汤主之；内实不大便，大柴胡汤主之。

温疫第七十二

经曰：阳脉弱、阴脉弦紧者，更遇温气，变为温疫，治法与温病同。温疟、风温、温毒、温疫四证，皆伤寒坏证，前热未除，更感异气而变焉者也。

伤寒死证第七十三

夫伤寒死证，一一细明，生死不明，将何措手。非惟有干名节，亦且投药无用，如赤斑者五死五生，黑斑者十死一生。阴病见阳脉者生，阳病见阴脉者死。脉阴阳俱盛，大汗出不解者死。脉阴阳俱虚，热不止者死。脉至乍疏乍数者死。脉至如转索者，死在即日。谵语妄言逆冷，脉沉细者，一日死。脉绝不至，或久乃至者，立死。少阳发汗，连厥阴，血者竭，厥而死。发左右动气，汗者死。发风温汗者死。发阴阳毒汗，过六七日死。大发湿家汗，成痉者死。发少阳汗者死。发湿家汗，中暍者死。两感伤寒者死。汗之，不为汗衰，为阴阳交者死。狂言不食者死。发厥，肌冷发燥，先时后宁者，曰脏厥而死。结胸证，舌上生苔为脏结者死。咳逆不止者死。舌卷囊缩者，少阴吐利烦躁四逆者死。结胸证，烦躁悉具者死。少阳阳明合病下利，脉长大而弦名曰负，负者目乱无精气，神目无光者死。妇人病新瘥，男子与之交曰阴易；男子病新瘥，妇人与之交曰阳易。男子阴肿，少腹痛，妇人里痛连腰股痛，眼昏，四肢拘急，为女劳复者死。下利，本不能食，反能食曰除中者死。伤寒七八日，大发热，汗出不止如贯珠，此本气衰者死。爪甲青为阳衰者死。循衣摸床，喘而不休，卫气绝者死。柔汗，冷汗也，发黄，脾绝也，死。唇吻反青，四肢漐漐然汗出，肝绝也，死。环口黧黑，脉绝也，死。阳反独留，体如烟熏，直视摇头，心绝也，死。面黑遗尿，肾绝也，死。声如鼻鼾，汗出发润，喘不休者，肺绝也，死。身体如僵，正气脱也，死。喘而不休，邪气胜也，死。水浆不下，胃气绝也，死。形体不仁，营卫不行也，死。乍静乍乱者，死。头重视深，天柱骨倒①，元气绝也，死。大便浊气臭者死。目睛正圆者死。卵缩入腹，脉离经者死。瘥后小便②涩者有血，名内外疮，皆黑靥不出脓者死。少阴下利止，头眩，时时自冒者死。热甚躁急，不得汗出，是脉极也，死。舌上黑苔，生芒刺，刮不去，易生者死，夏月可治。鼻衄自汗者死。胃寒发呃，丁香、茴香、柿蒂、良姜，姜汤调服。脉不出，加胆汁合生脉散；脉又不出，反暴出者，皆死。

急下急温第七十四

急下急温者，病势危笃，将有变也，非若常病可

---

① 天柱骨倒：病证名，指颈项软弱无力，头下垂不能抬起。天柱骨，即颈椎。《东医宝鉴·外形篇》云："项软者，天柱骨倒也。"

② 便：原作"仲"，据上下文义改。参照后节"瘥后豌豆疮第八十六"。

缓。如少阴舌干口渴，因邪热内攻，肾水将绝，当急下之，以救肾家将绝之水。少阴自利纯清水，心下硬痛，口燥渴者，有燥屎也，急下之。少阴腹胀硬痛，或绕脐痛，不大便，土克水也，急下之。阳明热甚，恐胃汁干，急下以存津液。阳明腹满痛，为土实，急下之。热病目不明，热不止，多死。目睛不明，肾水已竭，不能照物则已危矣，急下之，俱用大承气汤。少阴急温有二证，脉沉微，内寒已甚，阳和之气欲绝，急温之。少阴膈上有寒饮，干呕不可吐，急温之，四逆汤。

可汗不可汗第七十五

凡发热恶寒，头疼体痛，头项强，四肢拘急，脉浮紧或浮数，无汗者，汗之。汗后不解，表证仍在者，再汗之。若口燥舌干，或口舌咽燥，或咽喉痛，或衄血，或吐血，或下血，或小便淋沥，或大便泻利，或疮漏，或动气，或房劳，或梦泄，或内伤劳倦，气血两亏，或风温湿温中暑，或妇人经水适来，或妇人新产血虚，六脉微细，或尺脉微弱者，皆不宜发汗也。

可吐不可吐第七十六

凡病在胃、膈上，或食在胃口，或痰在胸中、烦满，或胸中懊憹，或厥冷脉弦，寒气在胸中，或下利、寸口脉滑，或霍乱心腹刺痛者，皆宜吐之。经曰：在上者，因而越之也。若元气虚羸，或房劳阴虚，或劳倦内伤，妇人胎产崩漏，或经水适来适断，或寸脉虚细无力者，皆不宜吐也。

可下不可下第七十七

凡蒸蒸发热，大便不通；或潮热自汗，谵语烦渴，大便不通；或潮热腹痛，或潮热腹胀满硬痛，或绕脐硬痛，或下利脉滑数，或下利心下硬痛，或目不了了，大便不通，脉沉实、沉数、沉滑有力者，皆宜下之。不尽，再下之。下后，腹中虚软，脉无力者，为虚也，参胡三白汤加归身和之。下后，发热、潮热、往来寒热不解者，小柴胡加减治之。烦热不得眠者，温胆汤加竹叶、石膏主之。下后利不止，身疼痛，脉无力者，温经益元汤加东壁土①、白术、升麻，去当归、地黄主之。若恶风恶寒，或头疼项腰脊强痛拘急，或呕吐咽中闭塞，或腹中时满时减，或腹胀可揉可按，或时雷鸣，或脐有动气，或不转失气，或小便清白，或少阳胆病，或

---

① 东壁土：旧房屋东墙上的土，故称。因得日光之气，有甘温补脾、胜湿解毒之效。

阳明面色正赤者，或内伤劳役，或阴虚劳倦，或妇人胎产崩漏，或经水适来适断，或夹阴面赤，或阴证手足厥冷，六脉俱细，或大而无力，或尺脉迟者，皆不宜下也。凡下证，须用汤液，切忌丸药，盖丸药不能除根也。

可温不可温第七十八

经曰：无热恶寒，发于阴。凡无热恶寒，脉沉迟细，或伏绝，皆宜温之。若燥渴饮水，或潮热谵语，或身热小便赤，或扬手掷足，或斑黄狂乱，脉沉实、沉数、沉滑、洪大有力者，皆不宜温者也。

太阳一下有八变第七十九

太阳病，下之，其脉促，不结胸者，此为欲解也。脉浮者必结胸也，脉紧者必咽痛，脉弦者必两胁俱急也，脉细数者头痛未止，脉沉紧者必欲呕，脉沉滑者协热利，脉浮滑者必下血也。

伤寒瘥后一动有八变第八十

一变中满减食，因火邪伏脾经不散，故成中满，用醒脾散。二变怯证，因邪火伏于肾经不散，而成骨蒸羸瘦，用当归补血汤。三变囊痛，因火邪伏于肝经不散，故囊肿而痛，不已则成脓，用连翘防风汤。四变疟，因邪火伏于脾经，正气交攻，变成疟证，用必胜散。五变利，因邪火伏于胃，移热于脾，与水谷相并，故成休息利，最是难治，用分经养脾汤。六变淋血，因邪火伏于心经，移热于小肠，故小便淋血，痛甚，小便不通者必死，用加减四苓散。七变肺痿，因邪火伏于肺不散，而成咳嗽吐痰，成痈脓者不治，用清肺化痰汤。八变骨痿，因邪火伏于脾肾二经不散，瘫卧不起，日渐羸瘦，久则成痿而死，用十全大补汤。

瘥后喜唾吐逆第八十一

解后虚羸少气，气逆欲吐者，余热伤气，故少气。气逆欲吐者，与竹叶石膏汤调胃散热也。

石顽曰[①]：亦有少火气衰，中土不温，不能约制津液者，理中丸加益智仁以收摄之。

病新瘥后，口中和，喜唾不止者，此胃中有寒，宜理中汤温之。瘥后口干喜唾，或咽痛，人参竹沥汤加乌

---

① 石顽曰：本句见清代张璐《伤寒绪论·卷下·喜唾》，其书刊于清康熙六年（1667），在戈氏《伤寒补天石》成书之后，可判断属后人增添之文。

梅、川连、知母、花粉主之。咽痛者，用山豆根磨水噙之，复用甘桔汤加芩、连、山栀、连翘、薄荷主之。

此条宗《全生集》补。

瘥后虚弱第八十二

瘥后虚弱，盗汗不止，属阴虚，用当归六黄汤。阳虚自汗，无热恶寒，无力下虚，用加味黄芪建中汤。瘥后心神恍惚不宁，夜卧烦躁不安，或乱梦虚惊不眠，因汗下过多，心血亏少，用朱砂安神，加茯神、远志、枣仁，有痰加橘红。

瘥后昏沉第八十三

瘥者，病后也。病后昏沉不省者，先因发汗不尽，余热在心包络间也。壮热，脉有力者，知母麻黄汤。虚弱，脉无力者，十味温胆汤。寒热往来，日晡潮热者，参胡温胆汤加芩、连。

瘥后浮肿第八十四

瘥后腰下浮肿者，泽泻牡蛎汤。胃虚食少者，五苓散加苍术、陈皮、木香、砂仁。瘥后足肿，不妨节饮食、戒酒色，胃气强，肿自消也。

瘥后颐疮第八十五

伤寒汗下不彻，余邪结在耳后，或耳下硬肿者，曰遗毒，宜速消散缓之。如成脓，以连翘败毒散治之。发肿有脓不消，或已破未破，俱用内托消毒散。

瘥后豌①豆疮第八十六

豌豆疮者，因汗下后，余毒未尽，瘥后故发豌豆疮也。只以黄连、甘草、归尾、红花、防风、苦参、荆芥、连翘、羌活、白芷煎服，外用朴硝、赤小豆、青黛为末，以鸡子清、猪胆汁调敷疮上最效。勿动，待其脱落。此病小便涩有血者，中坏也，疮皆黑靥，不出脓者死。瘥后发豌豆疮，小便涩，有血者，名曰内外疮，用黄连解毒汤。

瘥后饮酒复剧第八十七

伤寒病热未解，而饮酒者，则病增剧，而反热甚

---

① 豌：原作"碗"，据文义改，下同。

也，脉弦数，小柴胡合解毒；脉洪大，白虎合解毒，并加乌梅、干葛、砂仁。

瘥后食复第八十八

瘥后胃气尚弱，不能消谷，假若食早或食多，而复发热者，曰食复。食复烦热，腹满便闭，关脉实者，枳壳栀子大黄汤。食复微热微烦，大便如常，损谷则愈。凡伤寒病后，只宜先进稀米饮，次进稀粥，又宜少少与之，常令不足，不能尽意，诸般肉食不可尽意与之。经曰：肉食则遗，多食则复，此其禁也。

瘥后劳复第八十九

瘥后余热未除，血气尚虚，假若劳动，使气血沸腾，而邪热随还于经络而发热也，谓遗热。脉浮者，微汗之，柴胡桂枝汤；脉沉者下之，调胃承气汤；不应汗下者，参胡三白汤；虚热无力者，参胡温胆汤；阴虚火动者，补中汤加黄柏、知母；无热有寒者，人参养荣汤加熟附子。

女劳复第九十

瘥后交接淫欲，无病人反得病，曰阴阳易。病人病复发，曰女劳复。其候头重不举，目中生花，腰背痛，小腹里急绞痛，或憎寒发热，或时阴火上冲，头面烘热，心胸烦闷者，竹皮裩裆散加鼠屎。有热加柴胡，调赤衣散；人虚弱者，参胡三白汤，调赤衣散；小腹急痛，脉沉足冷，用当归四逆汤加熟附、茱萸，送下赤衣散。若卵缩入腹，脉见离经者，死也。

阴阳易第九十一

易者，以其邪毒之气交相换易也。男子病新瘥，妇人与之交而为病曰阳易；妇人病新瘥，男子与之交而为病曰阴易。其人身重少气，小腹里急，或引阴中拘挛，热上冲胸，头重不欲举，眼中生花，膝胫拘急者，烧裩散主之。若伤肾经，真阳虚损，有寒无热，脉虚足冷者，人参四逆汤调下裩裆散。若伤肝经，当归四逆汤加熟附、茱萸调下裩裆散。分寒热而治阴易，热气上冲，胸中烦闷，手足挛拳，搐搦如风状，瓜蒌①竹茹汤。妇

---

① 蒌：原作"姜"，据《伤寒全生集》改。

人病未平复，有犯房事，小腹急痛，连腰膝痛，四肢不仁，无热者，当归白术散。阴阳易不瘥，大便不通，心神闷乱，惊惕不安，妙香丸。节庵通用逍遥散，加滑石、生地、韭根、犀角、柴胡，入烧裈散调服，以小水利、阴头肿即愈。男子阴肿，小腹痛，妇人里急，连腰股痛，眼花，四肢拘急，或舌见吐出，脉见离经者死也。未交接而思欲事，因而得病者，治法与阴阳易、女劳复同。

足太阳膀胱经证第九十二

太阳经为诸阳之首，故多传变受病也。其经起于目内眦睛明穴，上额交颠连风府，行身之背，终于足小指至阴穴也。凡恶寒发热，头疼项腰强，恶心，四肢拘急，腰疼骨节痛，此是太阳经表证，标病也，不拘日数多少，便宜发散。冬月无汗麻黄汤，有汗桂枝汤，三时无汗芎苏饮、冲和汤，有汗加减冲和汤、羌活散。若加发热烦渴，小便不利，此是太阳传里，本病也，名热结膀胱，宜利小便，五苓散。若小便自利，如常者，不可利也，利之则引热入里，为热结膀胱、其人如狂等证。又不可下，下之使表邪乘虚入里，为痞满结胸、协热利等证。即当发汗，亦不可太过，太过则亡阳、肉瞤、筋惕等证。故曰：有汗不得服麻黄，无汗不得服桂枝，有汗不可再发汗，汗多不得利小便也。脉浮紧有力者为伤寒，浮缓无力为伤风，脉浮、烦渴、小便不利为热结膀胱，尺寸俱浮者，太阳受病也。大要：脉静为不传，脉躁甚为传也。

足阳明胃经第九十三

足阳明经乃两阳合明于前也。一曰腑者，居中土也，万物之所归也。其经起于鼻，交頞中，循鼻入齿还出，夹口环唇，下循喉咙，行身之前，终于足大指次指厉兑穴也。凡头目痛额痛，鼻干不眠，微恶寒，此是阳明标病也，不拘日数多少，便宜解肌，葛根汤，节庵用柴胡葛根解肌汤。若身热，烦渴饮水，汗出恶热者，此是阳明经本病也，宜清解邪热，白虎汤。若潮热自汗，谵语发渴，不恶寒反恶热，揭衣去被，扬手掷足，或发斑黄狂乱，大便燥实不通，或手足乍温乍冷，腹满硬痛喘急，此是正阳明胃腑大实病也，宜下，三因承气汤。脉微洪，热在经；洪数，热在腑；沉数，热在里；尺寸俱长者，阳明受病也。阳明不当发汗，不当利小便。若发汗利小便，竭其津液，则生蓄血证也。东垣曰：汗多亡阳，下多亡阴，利小便走气，三者虽异，亡津液一也。阳明无汗而渴，禁用白虎汤；汗多而渴，禁用五苓散。故曰：阳明潮热汗多，小便固少，不可利，利之加喘渴者，死也。

足少阳胆经第九十四

足少阳经，前有阳明，后有太阴，居阴阳之中，所以主半表半里。其经起于目内眦瞳子窍，上至头角，络耳中，循胸胁，行身之侧，终于足小指次指窍阴穴也。凡头痛目眩，耳聋口苦，胸满胁痛，或心烦喜呕，或胸中烦闷而不呕，或心中痛硬，或寒热往来，或寅申时发热尤甚，或身微热者，此是少阳半表半里病也。缘胆无出入，故病在半表半里之间，正宜小柴胡汤。小柴胡证或以他药下之，柴胡证仍在，再与小柴胡汤，必蒸蒸发热，汗出而解也。应用小柴胡误用承气，致身发黄者，死也。《金匮》曰：饮水者水停而呕，食谷者物聚而哕，皆非小柴胡所宜。少阳有三禁，不可汗，不可下，不可利小便。脉尺寸俱弦者，少阳受病也。

足太阴脾经证第九十五

足太阴脾经为三阴之首，中宫土也。其经起于足大指隐白穴，上行至腹，络于咽，连舌本，循身之前也。凡身体壮热，腹满咽干，手足温，此是少阳经传入太阴，标病也，宜平热，柴胡桂枝汤。若腹满痛，燥渴，身目黄，茵陈汤。大热之气，寒以收之，茵陈栀子之苦寒，以逐胃燥。宜下必以苦，宜补必以酸，大黄之苦以下瘀热。小便赤，大便燥实不通，亦是阳经热邪传入太阴，本病也，宜下，桂枝大黄汤。若初起，头不痛，身不热，口不渴，就便怕寒中，脘腹满痛，或吐或利，手足冷，小便清白，此是本经直中寒邪，本病，宜温，理中汤。若初起无热不渴，止有胸膈膜胀满闷，面唇皆无光泽，或呕，心腹急痛，手足冷，自觉不舒快，少情绪，其脉沉细。此证不因嗜欲，皆因生冷之物伤之于脾胃，故为内伤寒也，宜温散，治中汤。内有寒热两端，不可混治。大要：腹满咽干属热，自利不渴，或呕吐者属寒。脉沉缓，热在经；沉实，热在腑；沉细，寒在脏；尺寸俱沉细者，太阴受病也。

足少阴肾经证第九十六

足少阴肾经，人之根蒂也。其经起于足心涌泉穴，上行贯脊，循喉咙，络舌本，下注心胸，行身之前也。凡口燥舌干渴而谵语，大便实或绕脐硬痛，或下利纯清白水，心下硬痛，此是阳经热邪传入少阴，标病也，宜急下，大承气汤。若初起，面赤身热，脉沉足冷，此是本经自受夹阴伤寒，标与本病也，宜温经散寒，用麻黄附子细辛汤。若加烦躁，欲坐卧于井中，虽饮水而不受，面赤脉沉足冷，此是阴极发躁，本病也，宜退阴回阳，四逆汤合生脉散，入辰砂、白蜜、细茶冷服。若身热面赤足冷，烦躁欲饮，揭去衣被，脉大无力，此虚阳伏阴，标与本病，宜解表里，加减五积散。若初起身不热，头不痛，口不渴，就便怕冷，厥冷蜷卧，或脐腹疼而吐泻，或战栗，面如刀刮，此是本经直中寒邪，本病也，宜急温，四逆汤。若无热恶寒，面色青，小腹绞痛，足冷脉沉，倦卧不渴，或吐利，甚则舌卷囊缩，昏沉不醒，手足指甲皆青，冷过肘膝，心下胀满，汤药俱不受，此是夹阴中寒之本病也，宜温补，四逆汤加人参。若身热面赤，脉沉足冷，身疼痛，下利清谷，此是阴痢寒证，俗呼漏底①也，宜温里，四逆汤加人参、白术、茯苓、肉桂、肉果、砂仁、木通、灯草、升麻少许。六经中惟此难辨。大要：口燥舌干渴而谵语，大便实者属热；呕吐泻利不渴，或烦渴仍不能饮，或恶寒腹痛者属寒。脉沉实有力，热在脏；沉细无力，寒在脏；数大无力，为虚阳伏阴。夫伤寒夹阴中寒，阴极发躁，脉皆沉也。尺寸俱沉者，少阴受病也。

---

　　① 漏底：又叫漏底伤寒，指伤寒兼见下利，甚至泄利不止的疾患。《伤寒全生集》云："伤寒自利者，不因攻下而自泻利，俗呼漏底伤寒。"

足厥阴肝经证第九十七

厥者尽也，足厥阴肝经为六脉之尾也。其经起于足大指大敦穴也，环阴器，抵小腹，循胁上口唇，与督脉会于巅顶，行身前之侧也。凡消渴烦满，舌卷囊缩，谵妄，大便不通，手足乍寒乍热，此是阳经热邪传入厥阴，本病也，宜急下，大承气汤。若发热恶寒如疟状，此是热邪在经，标病也，宜和解，桂麻各半汤。若不呕清水，病自愈。若初起不头疼，身热口不渴，就便怕寒，四肢厥冷，或小腹至阴疼痛，或吐泻体痛，呕哕涎沫，甚则指甲手足面唇皆青，冷过肘膝，舌卷囊缩，此是本经直中真寒，本病也，急温之，茱萸四逆汤。内有寒热两端，不可混治。大约烦满囊拳①，消渴者属热；口吐涎沫，不渴厥冷者属寒。脉沉实有力者，热在脏；沉细无力或伏绝，寒在脏；浮缓者，热在经；微浮微缓，病自愈。尺寸俱微缓，厥阴病也。

---

① 囊拳：阴囊缩也。

续伤寒补天石

目　录

卷　上

卷上

恶风恶寒第一[①]

恶风者，见风则怯，密室之中无所恶也；恶寒者，虽未尝见风而亦恶寒，身虽热亦必欲近衣被。其风寒客于营卫，阴气上入阳中，则洒淅恶寒也。寒伤营，风伤卫，营卫既伤，不复能营中而卫外矣，岂复能任风寒乎。故伤风恶风，伤寒恶寒，理必然也，但恶风悉属于阳，恶寒则有阴阳之别。经曰：发热恶寒发于阳，无热恶寒发于阴，此阴阳之别也。

发热第二

发热之证，翕然而洪者，是表热也；风寒客于皮肤，怫郁于外，表热而里不热也。蒸蒸然而热者，是里热也；阳邪入陷于阴中，里热甚而达表也。其在半表半里者，表邪未罢，邪气传里，里未作实，则表里俱热，

---

① 一：原阙，仿正编序列，予以续编的各篇排序。本卷各篇的序列号，除三、四、五外，余为增补或统一体例而改正的序号。

而但轻于纯在里也。太阳恶寒发热，阳明微恶寒发热，或恶热发热，或自汗潮热，少阳往来寒热，少阴里寒外热，太阴厥阴皆不发热也。汗下后有热，大汗则损元气，气损则阳微，故脉虚而恶寒；大下则伤血，血伤则阴弱，故脉涩而发热，误汗误下皆有此耳。且阴以阳为主，阳以阴为根，下之亡阴矣。阴无所主，邪气搏之，血虚乃发热也。经曰：凡伤于寒，则为病热。热虽甚，不死。伤寒发热，病之常也。若脉阴阳俱虚，热不止者；汗后复发热，脉躁疾者；下利，热不止者，皆死。成无己曰：汗后恶寒者，表虚也；汗出而不恶寒，但恶热者，里实也。经曰：汗出不恶寒者，此表解里未和，与调胃承气汤。伤寒杂病，发汗有相似者。伤寒发热恶热而渴，阳明经病也；阳明气病，脉洪大，先无形也，白虎汤主之。杂病发热恶热而渴，但目赤者，病脏也；手太阴肺不足，不能管领阳气也，脉洪大，甚则呕血，先有形也，地黄、枸杞之类主之，若误用白虎者死。东垣曰：气病在表，误用血药，无伤也，为安血而益阴也；血病在里，误用气药白虎者，非也，为泻肺而损阳也。又有内伤中热与阳明证相似、内伤热中与外感证相似者，辨在前条。火郁发热，自不同烦热骨蒸，须当别手足心热属热郁，用火郁汤治之。升葛柴芩防甘草。

潮热①第二

潮热属阳明，阳②明旺于未申，一日一发，日晡而作，如潮水之有信也。邪入胃腑，为可下之证，设或脉浮而紧，潮热而利，或小便难，大便溏者，邪未入腑，犹带表证，先当和解其外。如小便利，大便硬，方可攻之。若潮热于寅卯，则属少阳；潮于巳午，则属太阳，是又不可不辨。

寒热第四

寒热往来者，阴阳相胜，邪正分争也，属少阳半表半里证。盖阳不足则阴邪出表而与之争，故阴胜而为寒；阴不足则阳邪入里而与之争，故阳胜而为热。邪居表多则多寒，邪居里多则多热。邪在半表半里，则寒热相半，乍往乍来而间作也。小柴胡专主往来寒热，寒多加桂，热多加芩，是其大概也。若热结在里，大渴而大便实，往来寒热，大柴胡汤。

---

① 热：原作"寒"，讹误，据上下文改。
② 阳：原作"明"，据文义改。

烦热第五

烦热者，热而烦扰不安也。邪热传里，不经汗吐下，则为烦热，与发热似同而异。经曰：病人发热，汗出则解，如未作膈热，但当和解，微汗而已。若心下满而痞烦，则有吐下之异，宜别其证之虚实，而为剂之轻重也。先烦而悸者为实，先悸而烦者为虚。虚烦，谓心中欲呕吐郁闷之状也。凡烦热不得汗出者，发汗则愈。发汗后解半日许，脉浮数者，可更发汗，桂枝汤。太阳心烦自汗，小便数者，不可与桂枝汤，宜芍药甘草汤白芍、炙草，酸收甘缓，酸甘相合，用补阴血。出汗后，烦渴脉洪大，人参白虎汤。阳明心烦喜呕，壮热往来，心下悸而又兼小便不利，小柴胡加茯苓汤。伤寒二三日，心中悸而烦，小建中汤桂枝、甘草、大枣、芍药、生姜、饴糖。衄血而烦渴者，饮水则吐，五苓散；不愈，竹叶石膏汤。下后，复发汗，昼日烦躁不得眠阳与阴争也，夜安静阳不能争也，不呕不渴，无表证，脉沉微，身无大热，干姜附子汤主之。若发汗，若下之，病仍不解而烦躁，茯苓四逆汤。大汗后，六七日不大便不解，腹满痛者，有燥屎也，大承气汤。下后，心烦腹满，卧起不安者，栀子厚朴枳实汤酸苦涌泄，栀子之苦以涌虚烦，厚朴枳实之苦，以泄腹满之痛。伤寒，医以丸药下之，身热不去，微烦者，栀子干姜汤栀子之苦以吐烦，干姜之辛以益气。汗吐下后，虚烦不得眠，若剧者，必反复颠倒，心中懊侬，栀子香豉汤栀子、香豉吐剂也，取酸苦涌泄之意。若夫肾伤寒，表里无热，烦聩①不欲见光明，有时腹痛，其脉细，四逆汤。内伤劳②役，阴虚火动而烦者，其人身倦无力，自汗，尺脉虚浮，补中益气汤加黄柏、知母、生地、麦冬、山栀、黄连。若不睡而心烦者，兼服朱砂安神丸归身、生地、甘草、朱砂、黄连，蒸饼为丸，津咽下，纳其浮游之火而安神明也。凡伤寒身体热疼，不得汗故也，脉净者汗之，脉弦者和之。至于胸中烦，心中烦，俱是热而烦也，小柴胡合解毒汤主之，甚者吐之下之。

烦躁第六③

阴气忽为阳气胜，热而烦躁太阳经，少阴亦有烦躁者，此是阳虚为阴所乘故也。

烦为扰乱，躁为愤怒，是谓先烦而渐至躁也。伤寒烦躁，则有阴阳虚实之别。心热则烦，阳实阴虚；肾热则躁，阴实阳虚。烦则热轻，躁则热甚也。火入于肺，

---

① 烦聩（kuì 愧）：苦痛昏沉。
② 劳：原作"茔"，讹误，据文义改。
③ 六：原作"一百三"，今统一序号体例而改正。

烦也；火入于肾，躁也。或曰：烦躁者，心为之也。夫心者君火也，与邪热相接，上下通热，金以之而躁，水以之而亏，独存者火耳，故肺肾与心合为烦躁焉。此烦虽肺肾，其实心火为之也。有邪在里而烦躁者，有不烦便作躁闷者，此则阴格阳，欲于泥水中卧，饮水不得入口也，四逆汤治之。其或结胸证而烦躁，吐利四逆而烦躁，下利发热厥逆烦躁，恶寒倦卧脉不出而躁者，皆为不可治矣。伤寒当汗不汗则人烦躁，太阳中风不得汗烦躁，邪在表也，大青龙汤冲和汤。太阳不得汗，医以火劫而烦躁者，小柴胡加牡蛎汤。发汗已，脉浮数，烦渴者，五苓散。无热狂言烦躁者，五苓散水调探吐。阳明不大便烦躁，承气汤下之。少阴①吐利厥逆，烦躁欲死者，吴茱萸汤吴茱萸人参姜枣。厥逆脉沉，自利烦躁，不得眠，黄连阿胶汤连芩芍胶鸡子黄。杂病血虚烦躁，当归补血汤当归、川芎、地黄、黄柏、知母、麦冬、人参、茯神、黄连、栀子。痰火烦躁，温胆汤竹茹苓半术甘陈。

不眠第七

不眠者，阳盛阴虚，则昼夜不得眠。盖夜以阴为主，阴气盛则目闭而卧安，若为阳所胜，故烦扰而不得

---

① 阴：原作"阳"，讹误，据文义改。

宁，所谓阴虚则夜争也。至于少阴病，热烦于内，而不得眠，又宜黄连阿胶汤，以扶阴散热。若瘥后不得眠者，热气与诸阳相并，阴气未复也，栀子乌梅汤栀子、黄芩、柴胡、甘草、姜、竹叶、豆豉、乌梅。有汗下太过，阳气暴虚而不得眠者，若无热证，脉沉微，不呕不渴，昼不安，夜宁静，又宜姜附汤姜附甘草半陈皮，以退阴复阳也，此又不可不知。分昼夜，看汗下后，昼夜不得眠，里热也，故宜栀子豆豉汤；汗下后，昼不退，夜安静，阳虚也，故宜姜附汤。汗出鼻干，不得卧者，邪在表也，解肌汤石膏麻黄甘草升。若胃有躁屎，大热错语，及大汗，胃中干，不得眠者，邪在里也，用大承气汤。胃不和则卧不安，故宜彻热和胃，已若①汗下后虚烦不得眠者，吐下后心中懊侬不眠者，栀子豆豉汤。汗后虚烦不得眠，当温胆汤。阳协②阴，狂言不眠，乱梦心烦气乏者，酸枣仁汤枣仁、人参、桂心、石膏、茯苓、知母、甘草、姜。阴协阳，惊悸昏沉，大热干呕，错语呻吟不眠者，犀角地黄汤、温胆汤。少阴下利，咳而呕渴，心烦不得眠，停水也，猪苓汤猪泽石茯胶。少阴二三日，心烦不得眠者，热烦于内也，黄连阿胶汤。病人小便不利，大便乍难乍易，时有微热，喘冒不能卧者，有燥屎也，大承气

---

① 已若：以如，即如。

② 协：同"胁"，胁迫。

汤。中风汗出，脉濡而弱，厥而且寒，躁不得眠，小建中汤；烦躁，竹叶石膏汤。瘥后饮酒，烦恶干呕，口噤呻吟，错语不得眠者，犀角解毒汤犀角、大青、玄参、甘草、升麻、黄芩、黄连、黄柏、栀子仁。

多眠第八

多眠四证先看脉，若是风温情默默；太阳外证欲解时，更有少阴与狐惑。

卫气者，昼则行阳，夜则行阴。行阳则寤，行阴则寐。阳气虚，阴气盛，则目瞑，故多眠，乃邪传于阴，而不在阳也。昏昏闭目者，阴司阖也；默默不言者，阴主静也。太阳病十余日，脉细嗜卧者，外已解，神将复也。设胸满胁痛，鼻干多眠者，盖风热内攻，不干乎表，故热气伏于里则喜睡也。不得汗者，小柴胡汤；脉浮者，冲和汤。冬月用麻黄汤。少阴病但欲寐，脉沉细者，四逆汤。少阴病欲吐不吐，欲呕不呕，心烦多寐，五六日自利而渴，小便白者，四逆汤。若复烦渴，不得卧者，不治。三阳合病欲眠，目合则汗，谵语者，则有热也，小柴胡汤。其胃热者，亦嗜卧也，犀角解毒汤。风温狐惑，亦有此证，间在后条。凡汗后，身凉脉静而好睡，病将愈也。

昼夜偏剧第九

昼静夜剧者，热在血分，四物汤加芩、连、山栀、丹皮、柴胡、黄柏、知母主之。热在气分者，则夜静昼剧，小柴胡加黄连、山栀、地骨、知母主之。

郁冒不仁第十

仁者，柔也；不仁，不柔和也。

郁冒者，昏沉迷闷，如物之蒙冒其首也。不仁者，顽痹麻木，痛痒不知，针火不知，犹如死尸也。节庵曰：诸虚乘寒为郁冒不仁。血气虚弱，不能周流于一身，于是正气为邪气所伏，故肢体顽麻不仁，厥如死尸，桂麻各半汤。不愈，补中益气汤入姜汁。设或身体如油，作汗不休，喘而直视，水浆不入者，此为命绝也。经曰：少阴脉不至，肾气微少，精血奔，气上入胸膈，宗气反聚，血结心下，阳①气退下，热归阴股，与阴相动，令身不仁，此为尸厥，当刺期门、巨阙。以郁冒不仁，为可刺之。而得痉者，实神医之诊也。甘草干姜汤、桂枝芍药汤加干姜桂麻各半汤，消息选用之。太

---

① 阳：原作"汤"，讹误，据文义改。

阳下早不愈，仍复发汗，以致表里俱虚，其人致冒，冒家汗自出而愈，乃表和也。若不得汗而不得解，用人参三白汤加芎、归、天麻。下虚脉微足冷，加熟附，温经固本。少阴下利，止而头眩，时时郁冒者死。妇人新产郁冒，血虚也，四物汤主之。若恶露上冲郁冒，血晕昏迷也，四物加红花、桃仁、姜、桂主之。凡头目眩晕，非郁冒也。眩晕轻，郁冒重也。

头痛第十一

头痛者，邪气攻于上也。三阳经俱有头痛，而太阳尤为专主；三阴无头痛者，三阴经至颈胸而还也。厥阴有头痛者，厥阴经上连目系顶颠也。太阳顶颠脑后痛，阳明头额痛，少阳头角痛。太阳头痛，无汗麻黄汤，有汗桂枝汤，三时冲和汤。阳明头痛，目痛，鼻干不眠，解肌汤加川芎、白芷、升麻、葱白。若烦渴自汗，白虎汤。若六七日不大便，胃实气攻于上，头痛者，少与调胃承气汤。少阳头痛，小柴胡汤。厥阴头痛，干呕，吐涎沫，吴茱萸汤茱萸、人参、姜、枣。湿家，病头痛鼻塞，瓜蒂末，纳鼻中，黄水出，立愈。痰涎头痛，胸满寒热脉紧，瓜蒂散吐之愈。若两感头痛，与夫真头痛，痛连于脑，手足俱寒而青者，必死不治。气虚痰逆头痛，右脉洪滑；血虚火逆头痛，左脉弦数。气厥头痛，脉沉；痰厥头痛，脉时伏时见；寒湿头痛，脉时沉细而迟。厥逆头痛，所犯风寒，内至骨髓，上之源在脑，又谓之脑风头痛。杂症亦有头痛，如血虚头痛，四物加川芎、蔓荆；气虚头痛，四君子汤加川芎、藁本；气血两虚，八物加藁本、蔓荆；脉大无力，补中益气加蔓荆、细辛；偏风头痛，羌活汤加天麻、荆芥；温①痰头痛，二陈加苍术、川芎、白芷、细辛；痰火头痛，二陈加芩、连、山栀、川芎、蔓荆、竹沥、姜汁；阴火上冲头痛，四物加黄柏、知母、蔓荆、荆芥、芩、连、山栀；食积头痛，平胃散加川芎。各汤中，俱要加桔梗开提诸药上行，不可缺也。

歌曰：头痛先须辨厥真，温痰风火夹邪侵；气虚血少兼寒湿，缓者尤当审六经；更有眉睚频作痛，风痰风热客于积。东垣曰：东风生于春，病在肝，俞在颈项，故春气者病在头。又诸阳会于头面，如足太阳膀胱经，起于目内眦，上额，交颠，上入络脑还出，别下项，病冲头痛。足少阳胆经，起于目锐眦，上抵头角，病则头角额痛。夫风从上受之，风寒伤上，邪从外入，客于经络，令人振寒头痛，身重恶寒；治在风池、风府，调其阴阳，不足则补，有余则泻，汗之则愈，此太阳头痛也。头痛耳鸣，九窍不利者，肠胃之所生，乃气虚头痛也。心烦头痛者，病在耳中，过在手巨阳、少阴，乃湿热头痛也。如

---

① 温：或作"湿"。

气上不下，头痛颠疾者，下虚上实也，过在足少阴、巨阳，甚则入肾，寒湿头痛也。如头半寒痛者，先取手少阳、阳明，后取足少阳、阳明，此偏头痛也。在右属痰与热，脉洪实；在左属风与热，脉弦数。有真头痛者，甚则脑尽痛，手足寒至节，死不治。有厥逆头痛者，其所犯大寒，则内至骨髓，髓者头脑为主，脑逆故令头痛，齿亦痛。

凡头痛，皆以风药治之者，总其大概而言也。高颠之上，惟风可到，故味之薄者，阴中之阳，乃自地升于天者也。然亦有二阴三阳之异，故太阳头痛，恶风脉浮紧，川芎、羌活、独活、麻黄之类为之；阳明头痛，自汗，发热恶寒，脉浮缓长实者，升麻、葛根、石膏、白芷为主；少阳头痛，脉弦细，往来寒热，柴胡为主；太阴头痛，必有痰，体重，或腹痛，为痰癖，其脉沉缓，苍术、半夏、南星为主；少阴头痛，三阳三阴经不流行，而足寒气逆，为寒厥，其脉沉细，麻黄、附子、细辛为主；厥阴头项痛，或吐痰沫，厥冷，其脉浮缓，吴茱萸汤主之。血虚头痛，当归、川芎为主；气虚头痛，人参、黄芪为主；气血俱虚头痛，调中益气汤少加川芎、蔓荆、细辛，其效如神。白术半夏天麻汤，治痰厥头痛也白术、半夏、天麻、人参、黄芪、苍术、白茯苓、神曲、橘皮、干姜、泽泻、黄柏、麦蘖曲。清空膏，治风湿热头痛也芎柴芩连羌防草。羌活附子汤，治厥阴头痛也羌活、黑附子、麻黄、苍术、甘草、黄芪、防风、白芷、佛耳草、黄柏、升麻、僵蚕。如湿气在头者，以苦吐之，不可执上而治。

头眩第十二

头眩，少阳半表里间，表邪传里，表中阳虚，故头眩。又有汗下后而眩冒者，亦阳虚所致。少阴下利止而头眩，时时自冒者死下利止则水谷竭，眩冒则阳气脱。太阳病，若下之，因复发汗，以此表里俱虚，其人必冒。冒家，汗自出而愈。阳明病，头眩不恶寒，能食而咳，茯苓白术甘草生姜汤。少阳证，口苦咽干目眩，小柴胡汤。太阳发汗后，汗出不解，心下悸，头眩，身瞤筋惕，振振欲擗地者，不可汗也，真武汤。汗吐下后，虚而脉沉数，心下痞，胁下动气腹痛，气冲咽喉不得息，身振摇，筋肉惕，久则成痿，茯苓白术桂枝甘草汤苓术生精益阳，桂甘行阳散气。风家亦有眩者，风主动故也。或诸逆发汗，剧者言乱目眩而死也。诸汤中，俱加川芎、天麻，不可缺也。

头摇第十三

头摇者，头为诸阳之会，阳脉有乖，则头为之摇

103

动。然有心绝而摇头者，有风盛而摇头者。夫阴根于阳，阳根于阴，阴阳互根，气血所以周流而无间。若心绝，则为神去而阴绝，阳独无根，不能自主，是以头摇。经所谓：阳独留形，体如烟熏，直视摇头者，此也。至于太阳发痉，则风盛于上，风主乎动，是以头摇，经所谓：独摇头，卒口噤，背反张者，此也。摇头中，有痛也，言则甚痛，又分里痛。言者为虚，不言者为实。

头汗第十四

头汗者，邪搏诸阳之首，则汗见于头，剂颈而还也。若通身汗出，谓之热越，今日不得越而阳气上腾，津液上凑，故汗出于头。夫里虚不可下，内涸不可汗，既头有汗，不可再汗也。其或实热在内，小便利而大便黑，为蓄血，头汗出者，轻则犀角地黄汤，重则桃仁承气汤。热入血室，有半表里证，头汗出者，小柴胡汤。发黄，头汗出者，小便难，渴欲饮水浆者，湿也，轻则首陈①五苓散，重则首陈大黄汤。水结胸，心下怔忡，满而微热，头汗出，小半夏茯苓汤。与其误下，湿家额

---

① 首陈：正月首次采收的茵陈。正月又称首阳、首春，时令首采，故名。或作讹刻论之。

上汗出，微喘，小便利者死，不止者亦死。盖小便不利，关格而头汗，固为阳脱，小便利亦为阳脱，皆不疗也。谵语头汗为血热，属阳明，承气汤。心下懊侬，栀子豆豉汤吐之。半表半里，小柴胡汤。

无汗第十五

伤寒躁盛身无汗，或用麻黄汗不行，此是诸阳之脉极，百中无一可全生。若还先汗浑身痒，脉更浮建本属虚，自是无阳难作汗，建中术附载方书。

无汗者，寒邪中经，腠理固密，津液内渗而无汗也。风湿暑干之，皆令有汗，惟有寒邪不汗出。盖太阳无汗者，冬月麻黄汤，春秋冲和汤、芎苏散，夏月神术汤苍术防风同甘草。项背强几几，无汗者，葛根汤。阳明无汗，脉浮而喘者，麻黄汤。血虚脉弱，难作汗者，黄芪建中汤加术附汤。刚痉无汗，治在本条。当汗之证，服麻黄二三剂，汗不出者，此为难治。热病热甚，脉躁急，不得汗出者，死。温病不得汗出，必发狂。有汗者生，无汗者死。三阴证与阴阳毒者，皆无汗。阴毒证额上虽有汗出，其汗自冷，用人参四逆汤。

自汗第十六

九般汗自伤风始，风温湿温胃不和，中暑亡阳并霍乱，阳明柔痉亦同科。

自汗者，卫为邪干，不得固密，腠理疏而汗出，有表里虚实之分。若恶风寒，为自汗出者，太阳表未解也，冬月桂枝汤，三时加减冲和汤。若汗后恶风寒，为表虚汗不止，黄芪建中汤。与夫太阳发漏不止，为亡阳，术附汤。若自汗出，恶热不恶寒，则为表证罢而里证与也，承气汤下之。若小便不利，汗出者，津液少也，急下之。若小便自利而汗，津液少，不可攻，宜蜜煎导。阳明热甚而渴，汗多者，胃汁干也，急下之。大汗，烦渴不解者，人参白虎汤。膀胱气绝汗出，不至足者，死。绝汗出，如珠不流者，死。凡汗不止者，先将发按于水中，足露于外，后用炒麸皮、糯米粉、龙骨、牡蛎煅为末，周身扑之，其汗自止，免致亡阳而死。伤风汗出腠理自开，伤寒汗后腠理不开，并宜桂枝解肌。凡伤风恶风自汗，伤湿身重自汗，中暑脉虚自汗，中暍烦渴自汗，湿温妄言多汗，风温鼻睡①自汗，霍乱吐利自汗，柔痉搐搦自汗，阳明潮热自汗，阴虚劳力身倦自汗，亡阳则漏不止自汗。大要：风暑湿干之，皆令有汗，惟寒邪独不汗出。是以三阴证与阴阳毒及刚痉，俱不汗出也。阴证即有汗出，或额上手背汗出，其汗自冷，与已上诸证汗出不同。若冷汗如冰，四肢厥冷，脉

---

① 鼻睡：多眠睡，鼻息鼾。或作"鼻鼾"。

脱者死。又柔汗发黄，环口黧黑者死。柔汗，冷汗也。

盗汗第十七

盗汗者，睡着则汗出，觉则便不出矣。杂病责于阴虚。伤寒责在半表半里，故知胆有热也，小柴胡汤，柴胡桂枝汤。杂病阴虚，当归六黄汤归连生熟地，芩柏木桂芪，辰砂白芷散二味为末调服。凡汗，脉浮，或濡，或涩。自汗在寸，盗汗在尺。

手足第十八①

手足乃诸阳之本，热聚于胃腑，则津液旁达于四肢，蕴热则燥屎谵语，手足汗出者，大承气汤下之；夹寒则水谷不分，手足汗出者，理中汤温之，是有承气、理中之不同也。阴毒，手足、额上冷汗出者，四逆汤温之。汗总歌：表虚血弱汗成流，湿证淋漓不肯休；痰证津津常夹背，亡阳气脱汗如油。阴虚盗汗因无血，熟睡沾衾觉汗收；心汗皆缘思虑得，团团一片在心头。

---

① 十八：原作"一百十五"，今统一序号体例而改正。

怫郁第十九

怫郁者，阳气蒸郁，形于头面体肤之间，聚而不散也。其证有分别，如大便硬而短气燥渴者，实也，大柴胡汤；汗下后有此证，饮水而哕者，胃虚也，桂枝人参汤加茯苓桂枝甘术参干姜。初得病，发汗不彻，并于阳明，续自微汗出，面色赤者，阳气怫郁也，解肌汤麻黄葛根芍甘草。或汗出不彻，脉浮紧者，麻黄汤。或小便不利，时有微热，大便乍难乍易，怫郁不得卧，此有燥屎结聚也，承气汤下之。阴证虚火泛上，亦有面赤而怫郁者，但赤而不光润耳。要在明辨治之。

面色第二十[①]

凡五脏六经，各有其色，见于其面，以应五行。大要：相生者吉，相克者凶；滋润者吉，枯燥者凶。青色属木，主风主痛，足厥阴肝色也，脾病见之，为木克土，难治。经曰：青如翠羽者吉，青如滋草者死。赤色属火主热，手少阴心色也，肺病见之，为火克金，难治。经曰：赤如鸡冠者吉，赤如衃血者死。又曰：心热

---

① 二十：原作"一百十七"，今统一序号体例而改正。

额先赤，肺热鼻先赤，肝热左颊赤，脾热右颊赤，肾热两颐赤。黄色属土主湿，肾病见之，为土克水，难治。经曰：黄如蟹腹者生，黄如枳实者死。凡色黄，见①有胃气，不死。经曰：面黄目青，面黄目赤，面黄目白，面黄目黑，皆不死也。白色属金，主气血不足，手太阴肺色也，肝病见之，为金剋木，难治。经曰：白如猪膏者生，白如枯骨者死。黑色属水，主寒主痛，足少阴肾色也，心病见之，为水剋火，难治。经曰：黑如乌羽者生，黑如炭煤者死。又黑气自鱼尾入太阳者死，黑气自人中入口者死，黑气入耳目口鼻枯燥者死。

看目法第二十一②

凡治伤寒，先观两目。若目赤唇焦舌黑，属阳毒；目赤头摇口噤，属痓病。目黄，小水短涩，发渴恶热，属湿热发黄；目黄，小水利大便黑，小腹满硬而痛，属蓄血发。如衄血目瞑，白睛黄者，必发黄；如无热不渴，脉沉细而黄者，属阴黄；如两眦黄者，病欲愈也。开目见人属阳，闭目不见人属阴，睛目能识见者可治。睛昏不识人，或目上视，或眼小目瞪直视，或目邪视，

---

① 见：原作"月"，讹误，据文义改。
② 二十一：原作"一百十八"，今统一序号体例而改正。

或目睛正圆，或戴眼反折，或眼胞陷下，皆死证也。若目睛微定，暂时转动者，痰眼也，吐痰出，眼珠自然流动光明也。若目中不明，视物不了了者，邪热结实于内，上蒸于目也。但大便得通，目自明活也。

察耳法第二十二①

伤寒耳聋，属少阳，宜和解。久病耳聋，属气虚，元气复实，耳自聪也。伤寒耳聋为常例，但舌卷、唇青、囊缩耳聋者，为难治。耳黑枯燥，曰肾败，盖肾开窍于耳也。少阳之脉，络耳中，凡耳聋、耳痛、耳肿，皆属少阳风热。

察鼻法第二十三

凡病人鼻色青者，木克土也，主腹中痛，若冷者死。微黑者有水气土不能制，又金生水，黄者小便难土制水也，白者属气虚，赤者属肺热，鲜明有留饮。鼻孔干燥必衄血，鼻燥如烟煤者属阳毒，鼻孔冷滑而黑属阴毒，鼻息如鼾睡属风温，鼻塞浊涕属风热，鼻流清涕属肺寒。鼻孔癖涩，属肺热有风，乃肺绝而不治。鼻衄

---

① 二十二：原作"一百十九"，今统一序号体例而改正。

者，分点、滴、成流，而治也。

察唇齿法第二十四

凡病人唇齿焦干为脾热，焦而红者吉，焦而黑者凶。唇口肿赤者是热极，唇口青黑者是寒极。口苦者是胆热，口甜者是脾热，口燥咽干者是肾热，口燥舌干者是心热。口噤咬牙者是风痉，唇口生疮声哑者是狐惑，齿燥无津液者是阳明热极，前板齿燥脉虚者是中暑，唇口舌苔断纹者难治。若唇青舌卷，唇吻反青，环口黧黑，口张直气，口如鱼口，唇口颤摇不止，气出不反者，皆死证也。

口干第二十五

口干者，邪热聚胃消耗精液故也。在正阳明胃腑病，为胃汁①干；在少阴传经标病，为肾汁干，二者俱当下之无疑矣。若阳本病，身热背恶寒口干者，人参白虎汤。少阳口干者，小柴胡去半夏加花粉葛根汤。衄血口干者，黄芩芍药汤犀角地黄汤。蓄血口干，桃仁承气汤。

---

① 汁：原作"汗"，据文义改，下同。

渴第二十六

渴者，里有热也，津液为热所耗也。太阳发热，表不解，心下有水气，脉浮而渴者，小青龙去半夏加瓜蒌根。太阳邪热传里①，小便不利，脉浮数而渴者，五苓散。阳明汗多，烦渴者，人参白虎汤，便实者承气汤。少阳心烦喜呕而渴，或胸满胁痛而渴，或日晡潮热而渴，或往来寒热而渴，并用小柴胡去半夏加黄连、花粉。若下利、咳呕等症，随症治之。少阴舌干口燥而渴，或便实，或自利，并用承气汤。厥阴消渴，亦用承气汤。若阴证发渴，渴不能饮者，四逆汤。凡太阳无汗而渴，忌白虎，宜小柴胡汤。阳明多汗而渴，戒五苓，宜竹叶石膏汤。先呕后渴，此为欲解，当与水解；先渴后呕，此为水停心下，赤茯苓汤苓陈参木芎半夏。凡脉浮而渴属太阳，脉沉而渴属少阴，有汗而渴属阳明，要在明辨之。凡渴欲饮水者，因内水枯竭，故欲得外以自救。若不与饮，则水竭，无由作汗，必加喘渴，躁乱而死；若与饮太多，则水停心下，变为水结胸、下利、喘嗽等症矣。只宜少与，以和其胃气，气和则汗出而解

---

① 里：原作"本"，据文义改。

也。凡病人饮水，须令人操①其心胸胁下，使水气行散，毋致停蓄，变生他病。厥阴消渴，谓饮水多而小便少，乃热能消水也。杂病消渴，分上中下治之。东垣曰：高消者，舌上赤裂，大渴引饮，《调逆论》所谓心移热于肺，传为膈消者是也，白虎人参汤治之。中消者，善食而瘦，自汗，大便硬，小便数，叔和所谓口干饮水，多食肌虚，瘅成消中者是也，调胃承气汤、三黄丸治之。下消者，烦躁引饮，耳轮焦干，小便如膏，叔和所谓焦烦水易亏，此肾消也，六味地黄丸治之。《总录》所谓未传能食者，必发脑疽背疮；不能食者，必传中满鼓胀，皆不治之证。洁古老人分而治之，能食而渴者人参白虎汤，不能食而渴者钱氏白术散白术、茯苓、人参、甘草、木香、藿香、葛根、滑石。脉实，病久，可治；脉弦小，病久，不可治。

嗽水不欲咽第二十七

阳明病，嗽水不欲咽者，必作衄，犀角地黄汤。蓄血病，嗽水不欲咽者，必发狂，桃仁承气汤。少阴里寒，嗽水不欲咽者，四逆汤。阴寒不利，嗽水不欲咽者，白通汤加猪胆汁，入人尿。厥阴烦躁，吐蛔，口燥

---

① 操：把持，掌握。

113

舌干，但欲凉水浸舌并口唇，时不可离，不欲咽下，理中汤加乌梅、花椒主之。大抵阴证发躁，烦渴不能饮水，或欲勉强咽下，良久仍复吐出，或饮水而呕哕，皆内寒也，四逆汤温之。盖无根失守之火，游于咽嗌之间，假作燥渴，则不能饮水也。若饮水而不吐者，热也。

舌苔第二十八

舌乃心之苗，色应南方火。邪在表，则未生苔；邪入里，津液结搏，则舌上生苔而滑；热气渐深，其苔燥而涩；热聚于胃，其苔为之黄矣，宜承气汤下之，或小柴胡去半夏加花粉、知母、黄连。若舌上黑色苔者，则热已深，病势已笃。经所谓：热病，口中干，舌黑者，死也。然夏日黑苔，不在必死之例，盖时火邪火，内外炎烧，故易生苔刺而黑。若冬月黑苔，实难治也。凡黑苔，刮不去易生者，或芒刺及燥裂者难治，或舌硬、舌强、舌肿、舌短、舌卷者，俱难治。凡见舌苔白而滑者，邪在半表半里，小柴胡去半夏加花粉、知母、葛根。若苔黄而涩者，邪传里渐深也，小柴胡去半夏加花粉、知母、黄连；燥渴引饮，表里俱热者，人参白虎汤；内实不大便者，调胃承气汤。若苔黑而燥渴谵妄，大便不通者，此火热亢极，反见水化也，大承气汤。若苔黑而滑，无热不渴者，此壬癸肾水来克心火也，四逆汤。凡阳热之苔，必躁而涩，或肿，或赤，或黄，或黑，或芒刺，或白滑，脉必沉数有力；阴寒之苔，必冷而滑，不渴，不热，不躁，不涩，脉必沉细无力。凡舌见白苔而滑者，表未解也，葛根汤；尖白根黄者，表未解也，解表然后可攻大便秘，凉膈散连翘、山栀、大黄、黄芩、薄荷、甘草、竹叶、硝；小便涩，五苓散合益元汤。舌见尖白心黑，脉沉微数者，难治；浮滑者可汗，沉实者可下；初病见此症者危恶，急进调胃承气汤下之。舌见根黑尖黄微，隐隐不见，如黑灰色，脉实，下之，大承气汤；脉浮，渴者，凉膈散。生有一二，死有八九。舌见弦红心黑，伤风表未解也，双解毒散加解毒汤防风、川芎、当归、芍药、大黄、麻黄、连翘、黄芩、桔梗、滑石、甘草、荆芥、栀子、朴硝、石膏、白术、姜。微汗之，表证罢，下之如结胸，烦躁，目直视者，不治。一云急下之。四边微红，中成黑灰色行路者，此由失下，四五下之方退。舌见白苔，中见黑小点乱生，当有表证，其病之来虽恶，凉膈散微表之，退即用调胃承气汤下之。舌见黄而有小黑点者，热必深也，邪传六腑将入五脏，急服调胃承气汤，亦为十存四五。舌见黄而中有黑至尖者，热毒邪气已深，两感者下之，十有九死。有下利者，下之可治。舌见两弦灰色，中有晕根二条，此热乘入肾命门，急当下之，若迟难救。舌见灰色，无恶寒恶风，脉虽浮亦可下之，下之见黑屎者，不可治也。舌见大黑而有乱纹者，脉滑实，急下之，九死一生，脉浮数无力不治。舌见白苔滑者，必往来寒热；舌见白苔带黄色者，必泄。舌见四围白而中有黄者，必作烦渴、呕吐之症。舌见黄而中有黑点乱生者，其症必渴谵语，脉滑者生，脉涩者死，下之见黑屎者死。舌见有红星者，将发黄也。舌见有黑圈者，过经未解也。火裂舌，心火热极也，凉膈散加黄连。虫碎舌，里热之甚也，小承气下之。凡舌青而紫者为阴寒，赤而紫者为阳毒；黑而滑者为阴寒，黑而燥者为阴毒。大要：鲜红滋润者吉，紫黑干燥凶。治苔须用薄荷水浸青布，于舌上洗净，或用生姜薄片蘸水，时时刮之，其苔自退矣。伤寒，如舌吐出寸余不收，用梅花冰片研末，掺上即收。病重者用冰片五钱。

察声法第二十九①

凡病人出言壮厉者，外感有余也；出言懒怯者，内伤不足也。谵语狂言者，邪气盛则实也；郑声者，精气夺则虚也。鼻塞身重者，伤风也。声嘶者，肺有风热也。声哑者，肺伤风热也。卒然无音者，寒气客会厌也。咽喉不得息者，胸中有寒也。唇口生疮声哑者，狐惑也。咽中生疮声哑者，少阴也。口噤咬牙者，风痉

---

① 二十九：原作"一百二十六"，今统一序号体例而改正。

也。鼻息如鼾睡者，风温也。喉中漉上有声，痰饮停上焦也。要在审其声而随症治之。若见卒中风，涎痰涌盛，口噤不言，或脉绝直视，遗尿者，难治。声如鼾睡者，难治。

谵语第三十①

经曰：邪气盛则实，精气夺则虚。实则谵语，虚则郑声。胃中实热，上乘于心，二为热冒，则神识昏迷，妄有所见而言也。轻则睡中呢喃，重则不睡亦语。有谵语者，有独语者，有言语不休者，有言乱者，此数者见其热之轻重也。大抵热入于胃，水涸尿燥，必发谵语，为实也。有火劫取汗而谵语者，有亡阳谵语者，有下利清谷不竭谵语者，此为虚也。或脉来沉实洪数有力，因见夫大便不通，小水赤，燥渴谵语狂妄，腹中胀满硬痛，或潮热自汗，或下利纯清水，心腹硬痛者，皆里证邪热燥屎也，俱大承气汤下之。下后利不止，与夫喘满气逆而上奔，自利气脱而下夺，皆为逆也。彼脉洪数而见小便赤，手足温，与调胃承气汤。三阳合病，脉实，身重难转，口中不仁，面垢遗尿，白虎汤。或大便结，大热干呕，错语呻吟不眠，犀角解毒汤。初得病，无热

---

① 三十：原作"一百二十七"，今统一序号体例而改正。

狂言，妄躁不安，神采不与人相当，五苓散二钱，以新
汲水探吐。狂言，嗽水不欲咽，大便黑，小水自利，身
黄胀满，此因当下失下，当汗不汗，是瘀血谵语，桃仁
承气汤下尽黑物则愈。妇人经水适来适断，续得寒热，
此为热入血室，小柴胡汤。阳明喜妄如狂，亦瘀血也，
照前桃仁承气，下尽黑物则愈矣。各各不同，但脉短者
死，脉和者愈。又发汗多，亡阳谵语，身自和，不可
下，柴胡桂枝汤和其营卫，营卫和，津液生而自愈也。
下后胸满烦惊，小便不利，谵语，一身尽重，不可转
侧，柴胡加龙骨牡蛎汤半夏、柴胡、牡蛎、人参、龙骨、铅
丹、桂枝、茯苓、大黄、枣、姜。火劫取汗谵语，桂枝汤
去芍药加蜀漆龙骨牡蛎救逆汤。若下利直视谵语者，死
也。又阳证谵妄，脉沉细，手足逆冷者，不过一日死
矣。有独语者，独自语而如见鬼也，甚则捻衣摸床，微
喘直视，若脉弦、小便利者生，脉涩、小便不利者则
死；可下者下之，未可下者小柴胡合白虎汤。有错语
者，意错而言乱也。自知言错，邪气尚轻；自不知觉，
邪热甚而正气衰也，解毒汤、白虎汤、小柴胡、大柴胡
随证施治。有狂言者，邪热亢甚，发狂叫喊而言也。或
弃衣而走，登高而歌，此阳明内实也，大承气汤。

郑声第三十一

郑声，如郑卫之声①，谓不正也。盖汗下后，病人元气虚脱，气不接续，而喉中郑重②也。如气息不促，手足颇温，脉沉细者，急以白虎汤合生脉散，助其元气，或浓煎独参汤徐饮之，亦良法也。脉微细手足冷，大小便自利，用白通汤。葱白之辛以通阳气，姜附之辛以散阴寒也干姜、附子、葱、白术。

喑哑不言第三十二

少阴咽中生疮，不能言语者，鸡子苦酒汤鸡子一枚，去黄，内③苦酒、半夏于壳中，安火上，令三沸，去滓，少少含咽之。盖半夏之辛能发声音，鸡子之甘能缓咽痛，苦酒之酸能敛咽痛故也。狐惑上唇有疮声哑者，痉病口噤不能言者，俱治在本条。热病喑哑不言，三四日不得汗者，死。热甚火伤肺金，不能言者，清肺降火则愈。风热壅盛，咳嗽声哑者，清风热，降痰火则愈。又有失于发散，风邪伏于肺

---

① 郑卫之声：本义指春秋战国时郑国和卫国的民间音乐，为靡丽讴吟感伤之音，儒家斥为淫靡、乱国、衰德之声。此指病态呻吟之声。

② 郑重：此指郑声之气息沉重难续。

③ 内：同"纳"，接收，纳入。

中者，当以发散为主也。

咽痛第三十三

咽喉不利而痛，或成疮不能语言，不纳谷食，皆邪热毒气上冲少阴而痛也。少阴之脉循喉咙，夹舌本，脉浮迟，厥冷吐利，并不可汗下。少阴二三日，咽痛者，甘草汤，不瘥者，桔梗汤桔梗辛温以散寒，甘草甘平以除热，甘桔相合以调寒热。少阴下利咽痛，胸满心烦者，猪肤汤猪，水畜也，其气先入肾，少阴客热，是以猪肤解之，加白蜜以润燥除烦，白粉以益气断利。少阴咽中生疮，不能言语，声不出者，苦酒汤咽含之鸡子一枚，治法在前。少阴咽痛，半夏散及汤半夏、桂枝之辛以散经寒，甘草之甘以缓正气。少阴下利清谷，里寒外热，手足厥逆，脉微欲绝，面赤咽痛者，通脉四逆汤干姜附子参甘草。肾伤寒一证，乃非时暴寒，伏于少阴之经，头痛腰痛，脉微弱，后必下利咽痛，半夏桂枝汤半夏桂枝炙甘草；下利，四逆汤。盖甘草主少阴客热咽痛，桔梗汤主少阴寒热相搏咽痛，半夏散及汤主少阴客寒咽痛也。咽痛有寒有热，不可概作风热治也。如阳毒咽喉肿痛，热极也；阴毒咽喉不利，寒极也，并治在本条。咽喉闭塞，乌羽汤乌羽猪脂煎去滓，薄绵裹，内喉中，稍稍咽之。乌羽即射干苗，如无，用射干头亦可。口疮赤烂，蜜浸黄柏噙咽，痛甚者升麻六物汤_{大青、升麻、栀子、杏仁、黄芩、葱}。下后寸脉沉迟，尺脉不至，手足厥逆而泄利不止，咽喉不利，吐脓血，为难治，麻黄升麻汤_{麻黄、升麻、当归、知母、黄芩、葳蕤、石膏、白术、干姜、芍药、天门冬、桂枝、甘草、茯苓}。

气短第三十四

短气者，呼吸不相接续也。阳明心腹胀满，喘而短气，潮热者，邪在里而为实，宜下之，大柴胡小承气。心腹濡满而短气者，邪在表而为虚也，宜解之，桂枝汤。食少饮多，水停心下，短气者，小半夏汤_{半夏、赤茯苓}。风湿相搏，汗出短气，小便不利，恶风不欲去衣，邪气在表，甘草附子汤_{甘草、附子、白术、桂枝}。太阳误下短气，懊憹烦躁，为结胸者，大陷胸汤_{大黄、甘遂、芒硝}。身凉，干呕，短气，汗出不恶寒，此表解，里有水，十枣汤_{芫花、甘遂、大戟}，大枣十枚，煎汤，调服一钱。口鼻之气，难以布息，而短气者，人参四逆汤。汗吐下后，元气虚弱而短气者，人参养荣汤_{参芪苓芍归熟地，白术远志陈五味}。

气逆第三十五

气逆者，气自腹中时逆上冲也。因太阳病下之，表

121

邪乘虚传里，里不受邪，则气逆上行而邪在表也，当汗之，桂枝汤。不上冲者，勿与之。厥阴客热上冲，此热在里而气上也，大柴胡汤。病后虚羸少气，气逆上冲，欲吐者，竹叶石膏汤人麦甘草与门冬，石膏知半竹苓同。有动气因发汗而气逆，李根汤半夏茯苓桂芍当，李根白皮甘苓姜。二者皆正气虚而邪气逆也。如桂枝证，头不疼项不强，寸脉浮微，胸中痞硬，上冲咽喉不得息，此为胸中有寒，瓜蒂散吐之。脉微者，不可吐，吐则愈甚。头眩，脉沉紧，不可汗。一则动经，身为振摇，桂枝茯苓白术甘草汤。

喘第三十六

脉浮无汗更加喘，宜与麻黄属太阳；若不恶寒知在胃，汗多潮热下何妨。汗后水停微发喘，青龙加杏去麻黄；二阳合病胸中满，只用麻黄按古方。

伤寒发喘，有邪在表者，有邪在里者，有水气者。邪在表者，心腹濡而不坚，外证无汗，法当汗之。在里者，心腹胀满，外证有汗，法当下之。其水气者，心下怔忡，是以有青龙之证。故曰：喘而汗出宜利之，无汗而喘宜发之。虽然喘特满之常也，其或直视谵语，汗出发润，身汗如油，喘而不休，皆不可治。太阳病无汗而喘，麻黄汤麻黄、桂枝、杏仁、甘草。太阴病风甚壅而喘，桂枝加厚朴杏仁汤。阳明病汗出不恶寒，潮热短气，腹满而喘，大承气汤。病人小便不利，大便乍难乍易，时有微热，喘冒不能卧者，有燥屎也，大承气汤枳实芒硝朴大黄。太阳阳明合病，喘而胸满者，不可下，麻黄汤。一云葛根黄连黄芩汤。太阳病汗下后，微喘者，桂枝加厚朴杏仁汤大喘为邪传里，微喘为邪在表，故用桂枝以解表，厚朴杏仁以降气。汗出而喘，无大热者，麻黄杏仁甘草石膏汤。太阳病，下利不止，脉促者，表未解也，喘而汗出者，葛根黄连黄芩汤汗出而喘，邪气外甚所致；喘而汗出，里热气逆所致。故用葛根甘草之甘以散表邪，连芩之苦以除里热。心下有水气，咳而微喘，小青龙去麻黄加杏仁。小腹痛，去麻黄加茯苓。阴病喘促者，反阴丹硫黄五两，玄精石、硝石各二两，另研，附子、炮干姜、炮桂心各五钱。上用铁铫先铺玄精研末一半，次硝石末一半，中间下硫黄，以余硝末盖上，次以玄精末盖上，用小盏合，着以炭三升，烧令得所。令烟出多，急取瓦盆合地上，四面以灰盖，勿令烟出。候冷，细研后三味，为末，同研细，软饮和丸，桐子大。每服三十丸，艾汤下，汗出为度。喘促吐逆，入口便住。再灸脐下一寸，反脐两边各一寸，仍与当归四逆汤。虚人脉伏喘促，五味子汤五味人参杏麦陈。《活人书》云：脉伏厥冷喘促，此阴阳相背，非吉兆也，姑以五味子和之，取其酸收甘缓之意。

凡受病为不足，病气为有余，盛则为喘者，非肺气盛也，肺中邪火盛也，故泻白散非泻肺也，泻肺中之火也。如泻心汤半夏黄芩干姜参，黄连甘草加茯陈，非泻心也，泻心之痞满也。杂病喘急，有因于痰者，有因于火者，有阴虚自少腹下火起而上逆者，有气虚而致气短者。戴元礼云：痰者，凡喘便有痰声；火者，乍进乍退，得食则减。食已则喘，大概胃中有实火，膈上有锢痰，得食坠下锢痰，喘即止；稍久食已入胃，反助其火，痰再升上，喘反大作，俗不知此作胃虚，治以燥热之药，是以火济火也。气短喘急者，呼吸急促而无痰声。又有胃虚喘者，抬肩撷项，喘而不休。治法：痰者降痰化气为主，火者降火清肺为主，阴虚补阴降火，四物加枳壳半夏，气虚参芪麦冬地骨炙甘草之类。

凡久病气虚而喘，宜阿胶、人参、五味以补之；新病气实而喘，宜桑皮、苦沥以泻之。气喘无痰呼吸粗，抬肩撷项胃家虚；炎上喘时凭食减，痰喘喉中声韵呼。喘而脉滑手足温，用药无碍可得生；喘而沉涩寒四肢，若得涩脉死无疑。凡喘，用椒目为细末，姜汤调下一二钱止之。然后因痰治痰，因火治火。若气虚者不用。

凡喘则必发胀，胀则必喘，二者相因，皆小便不利。但先喘后胀者，主于肺，盖肺金失令，不能通调水道，下输膀胱故也，法当清金降气为主，而行水次之。先胀后喘者，主于脾，盖脾土受伤不能制水，水湿妄行故也，法当实脾为主，而清金次之。

咳嗽第三十七

往来寒热胸中满，此证曾知嗽在阳；阴证嗽时频下利，四肢沉重更清凉。

咳者，俗呼为嗽，肺为邪所乘，气逆而不下也。有肺寒而咳，有停饮而咳，有半表半里而咳，治各不同。太阳病身热咳嗽，干呕微喘而利，小青龙汤。小青龙主太阳之表水也。身凉咳嗽，干呕微不利，心下满，引胁痛，十枣汤。十枣主太阳之里水也。四肢重痛，腹疼下利，咳嗽或呕，真武汤。真武汤主阴证之水气也。少阴病，咳嗽，四逆汤；腹痛，泄利下重，四逆散加五味、干姜。少阳病，往来寒热，胸胁痛而咳，小柴胡去参加五味、干姜、麦冬、知母、贝母、瓜蒌、黄连，渴加花粉去半夏。咳而呕满喘急，大半夏汤半夏茯苓姜。感冒风寒，发热而咳，参苏饮去半夏、木香加桑皮、杏仁、麻黄。痰吐如胶者，金沸草散前胡麻黄赤芍药，复花半甘同荆芥。仲景治嗽，不分阴阳二证，俱用干姜五味，恐五味酸收，易以闭住邪气，初起不可便用也。须先用干姜之辛，温肺金而散逆气；然后用五味，收肺气，保肺金，而止嗽可也，襍①杂病咳嗽分治。戴元礼云：咳者

---

① 襍："杂"的异体字，聚也。

无痰而有声，肺气伤而不清；嗽者无声而有痰，脾湿动而生痰。因于风寒者，鼻塞声重；因于火者，痰少面赤，黄昏时嗽；因于劳者，盗汗出兼痰多，作寒热。有肺胀者喘满，气急息重；有痰嗽者脾虚，动便有痰声，痰出嗽止。《内经·咳》谓：五脏六腑皆令人咳，非独肺也。岐伯曰：肺咳之状，咳而喘息有音，甚则吐血；心咳之状，咳而心痛，喉中介介如梗状，甚则咽肿喉痹；肝咳之状，咳则两胁下痛，甚则不可以转，转则两胠①下满；脾咳之状，咳则右胁下痛，阴阴②引肩背，甚则不可以动，动则咳剧；肾咳之状，咳则腰背相引而痛，甚则咳涎。又曰：脾咳不已，则胃受之，胃咳之状，咳而呕，甚则长虫出；肝咳不已，则胆受之，胆咳之状，咳呕胆汁；肺咳不已，则大肠受之，大肠咳状，咳而遗矢；心咳不已，则小肠受之，小肠咳状，咳而失气，气与咳俱失；肾咳不已，则膀胱受之，膀胱状咳而遗溺；久咳不已，则三焦受之，三焦咳状，咳而腹满，不欲食饮。此皆聚于胃，关于肺，使人多唾涕，而面浮肿，气逆也。

呕吐第三十八

　　大凡呕吐属阳明，须要阳明气下行；若是上行为气逆，胃

---

　　① 胠（qū屈）：腋下，两胁。
　　② 阴阴：犹"隐隐"，微痛貌。

家由是不和平。胃家有热难停食，胃冷无缘纳水浆；二证皆令人呕吐，呕家圣药是生姜。

呕者，声物俱有而旋出；吐者，无声有物而顿出；有声无物为干呕也。较之轻重，则呕甚于吐矣。盖表邪传里，里气上逆，则为呕也。有胃热，脉弦数，口苦烦渴；有胃寒，脉弦迟，逆冷，不食，小便利；有水气，先渴后呕，膈间怔忡；有脓血，喉中腥气，奔逆上冲，不从治之呕，脓尽自愈。四者不可不辨。大抵邪在半表半里则多呕，及里热而呕吐者，俱用小柴胡汤。若初病呕逆，呕哕清水，呕吐饮食者，加减藿香正气散藿香、厚朴、陈皮、甘草、江苏叶、白术、茯苓、干姜。虚者，人参养胃汤藿香、半夏、陈皮、茯苓、甘草、砂仁、白术、人参、草果、厚朴，入姜汁调服。发热者芎苏散以汗之，有汗者正气散去苏叶以和之。太阳阳明合病，当自利，若不利而呕者，葛根半夏生姜汤三味加陈皮、茯苓，入姜汁温服。太阳少阳合病而呕吐，黄芩汤黄芩、芍药、甘草、大枣，加半夏、生姜。缪仲淳曰：胸中烦热者，竹茹汤主之竹茹三钱，麦冬五钱，枇杷叶三片，芦根三两。若内无热证者，小便利，口不渴，阳明虚也。三阳发热而呕，俱用小柴胡汤。初起食谷欲吐者，属阳明也，吴茱萸汤。得汤反剧者，属上焦也，小柴胡加葛根汤。胸中有热，胃中有邪气，腹痛气逆，欲呕吐者，黄连汤黄连、甘草、干姜、桂枝、人参、半夏，加木香。凡呕吐，不可下，下之则利，利不止者死，利止者生。故曰：呕多虽有阳明证，不可攻，攻之为逆，为其逆气尚未收敛，为实也。若阳明发热汗出，心烦痞硬，不大便呕吐者，只得以大柴胡和之。太阳腹满或痛，水谷不下，呕吐脉沉迟者，理中汤人参、干姜、白术、甘草、半夏、生姜、紫厚朴。少阴饮食入口即吐，或欲吐不吐，手足寒，脉沉细者，四逆汤附子、干姜、甘草，加半夏、生姜、陈皮。厥阴呕吐涎沫，逆冷，脉沉微者，茱萸四逆汤当归、桂枝、芍药、细辛、通草、甘草、茱萸、生姜，加半夏、干姜、陈皮、厚朴。若吐利烦渴者，茱萸汤茱萸、人参，加半夏、生姜、陈皮、干姜。凡胃热烦渴，颊痛，口干不合，小柴胡加竹茹、陈皮、黄连、山栀、石膏、干葛主之。胃寒胫冷，面①浮，尻骨痛，藿香安胃汤藿半陈白术，苓草生干姜合理中汤主之。胃实，香砂平胃散香砂苍朴陈甘草去甘草加青皮、枳实主之。胃虚，右关脉虚，竹叶石膏汤人参甘草麦门冬，石膏知半竹苓同加生姜、陈皮主之。又胃有热痰而呕，橘皮竹茹汤陈皮、竹茹、人参、茯苓、白术、炙草，加半夏、姜主之。胃有寒饮，干呕，吐涎沫，四逆汤主之。先呕后渴，此为欲解，宜与水解。先渴后呕，为水停心下，茯苓半夏汤茯苓半夏陈朴姜。似呕似哕似喘，心下愦愦无奈，大橘皮汤陈皮人参甘草姜。汗下后，关

---

① 面：原作"而"，据《伤寒全生集》改。

脉迟缓而吐，为胃寒，理中汤。屡经汗下，寒气膈塞，食入即吐，干姜黄连黄芩人参汤。汗下后，水药不入口者，四逆汤加半夏茯苓汤。瘥后虚烦呕吐，竹叶石膏汤。呕家本渴，不渴者，心下有支饮也，或似喘不喘，似呕不呕，愦愦无奈，并宜竹叶石膏汤。清呕吐谷不下者，小半夏汤即半夏生姜汤。呕而脚弱，或疼，乃是脚气，依脚气治之。呕而脉弱，大便复利，身有微热，见厥者难治，四逆加生姜主之。凡治呕吐，各汤中俱加姜汁调服，随用生姜嚼之，盖姜乃①呕家圣药也。呕家最忌甘甜之物，以甘能发呕故也。呕吐不止者，用炒糯米、生姜汁煎服，呕吐自止。若胃实呕吐者，不用此法。总之宜安胃，久则补气。

干呕第三十九

干呕者，空呕而无物也。大抵热在胃脘，与谷气并，热气上熏，心下痞结，则有此症。太阳汗出干呕，桂枝汤主自汗也；少阴下利干呕，姜附汤主下利也；厥阴吐涎干呕者，吴茱萸汤主涎沫也，邪去呕自止也。又有水气二证，太阳表不解，心下有水气，身热干呕，微喘自利，小青龙汤；不发热，反恶寒，胁痛，咳而利，

---

① 乃：原作"仍"，据文义改。

干呕者，十枣汤。凡膈上有寒饮，干呕者，四逆汤。胃热烦渴，干呕者，小柴胡汤。

哕第四十

　　咳逆皆因胃有寒，此名恶候古今传；橘皮半夏并姜附，不瘥依方灸乳边。小柴胡温三阳哕，或用陈皮与竹茹；腹满须看前后部，猪苓承气莫相拘。

　　哕即干呕之甚者，比干呕则声浊恶而长，皆有声而无物也。盖因胃气本虚，或汗下太过，或恣饮冷水，水寒相搏，虚逆而成也。又有热气壅郁，上下不得通而哕者。大抵饐①近于哕，饐者但胸间气不得下通，哕则恶浊之声达于外矣。轻则和解疏利，重则温散。哕则腹满，当看何部不利：前部不利者，猪苓汤；后部不利者，先用半夏生姜汤，次用小承气汤。哕而口苦烦热者，小柴胡加陈皮、竹茹。哕而手足逆冷者，小橘皮汤陈皮、生姜加姜、附。哕而烦者，橘皮竹茹汤陈皮、竹茹、人参、茯苓、白术、炙草、生姜。哕而有郁热在胃者，加味竹茹汤茹陈甘半黄连葛。哕不止者，干姜橘皮汤陈皮、干姜、人参、通草。温病饮冷作哕，茅根葛根汤茅根、葛根，加生姜汁、半夏。经曰：病深者，其声哕。凡病后

――――――――――――

　　① 饐（yì义）：饭馊臭也，指食滞酸腐。

130

呕哕，或久病胃虚呕哕，足冷脉迟，及哕家不屎，皆难治也。

噫第四十一

《金匮要略》曰：中焦未和，不能消谷，故令噫，则用调胃承气。

噫气者，胸中气不交通也。寒气客胃，厥遂上行，复出于胃，故噫气也，理中汤加丁香、香附、半夏、陈皮温之。伤寒汗吐下后，心下痞硬，噫气不除者，旋覆代赭汤加砂仁主之旋覆、代赭、参、姜、半、枣、甘草。

呃逆第四十二

呃逆者，俗谓呃忒①是也。有因胃热失下而呃者，有因胃中痰饮而呃者，有因服寒凉药过多，胃中虚冷而呃。胃热失下，便实，脉有力者，少与承气汤；便软，脉无力者，泻心汤半夏黄芩干姜参，黄连甘草加茯苓。潮热者小柴胡加橘皮生姜汤，胃冷者橘皮干姜汤，甚者丁香理中汤加茱萸、木香、姜汁。又有瘀血壅塞作呃者，虽柿蒂，亦不应。呃逆者，气从胃中起，至胸嗌间，而

① 呃忒：呃逆。

为呃忒也。若其气自脐下直冲于胸嗌间呃忒者，此阴证呃忒也。其病不在胃，因下虚内有伏阴，或误服寒药，遂至冷极于下，迫其相火上冲，卒集于胸中而为呃忒也。病人烦躁，自觉甚热，他人以手按其肌肤则冷，此为无根失守之火，散乱为热，非实热也，乃水极似火，阴证似阳也。若不识此，误用凉药，下咽则死，当用羌活附子汤羌活、附子、茴香、丁香、干姜、磨木香温服之，加官桂、人参、木香、陈半夏、砂仁，急温其下，真阳回，阴火降，呃逆乃止也。阴证及胃寒呃逆不止者，外用乳香硫黄散乳香、硫黄、艾叶各二钱，为细末，用好酒一盅，煎数沸，使病人鼻嗅之，再捣生姜擦胸前，最效；内用丁香柿蒂散，服之则止丁香、柿蒂、茴香、干姜、良姜、陈皮，姜汤下；再灸期门、气海、关元，此良法也。但手足温暖复者，为有生矣。经曰：伤寒，呃逆上气，脉散者，死。盖咳逆为肺病，散为心脉，心火刑于肺金，谓之死阴，不过三日而死。杂病咳逆，有痰有气虚有阴火，痰用半夏、陈皮，气虚用人参、黄芪，阴火用黄连、滑石、黄柏、知母。经曰：诸逆冲上，皆属于火。古方言胃弱而不及火，以丁香、柿蒂、竹茹、陈皮治之，未审孰为降火、孰为补虚。人之阴气，依胃为养，胃土伤损，则木侮之，阴为火所乘，不得内守，木夹相火，故直冲清道而上。言胃弱者，阴弱也，虚之甚也，宜视有余不足，治之。有余并痰者，人参芦吐之；不足

132

者，参术补之。按：人参，手太阴补阳中之阴，芦则反是大泻阴中之阳，故用人参芦煎饮吐之。

鼻衄第四十三

鼻衄者，经络热盛，迫血妄行于鼻，而为衄也。是虽热盛，邪犹在经，然亦不可发汗。仲景以桂枝、麻黄治衄，非治衄也，乃欲散经中邪气耳。其衄血固为欲解，若衄不止而头面汗出，其身无汗，及汗不至足者，为难治。太阳证衄血，及服桂枝汤致衄，为欲解，犀角地黄汤。无汗而衄，脉浮紧，再与麻黄汤；有汗而衄，脉浮缓，再与桂枝汤，此二者盖为脉浮而设也。若衄而成流者，不须服药，少刻自解；若点滴不成流者，必用药无疑。经曰：夺血者无汗，夺汗者无血。俗人以血为红汗，厥①有旨哉。衄家不可大汗，汗之则额上陷，脉紧急，直视不能眴_{眴，合目也}，不得眠，芍药地黄汤。阳明嗽水不欲咽，犀角地黄汤，黄芩芍药汤_{芩芍丹皮生地甘}。衄而烦渴欲水，水入即吐，先服五苓散，次服竹叶石膏汤。少阴但厥无汗，强发之，必动经，其血或从耳目口鼻中，名下厥上竭，为难治，当归四逆汤_{归芍细甘草，通草肉桂枣}，灸太溪、三阴交、涌泉。一法用黑锡

---

① 厥：代词，其，他的。

丹黑锡、硫黄各二两，沉香、木香、熟附、葫芦巴、桂各五钱，茴香、破故纸、阳起石、肉豆蔻各一两，又用新铁铫如常法，黑锡、硫黄于地上出火毒，候冷研极细，余药并末同研，以黑光为度，酒曲糊为丸，阴干，盐汤下，妇人艾枣汤下。若衄不止，茅花汤。外用水纸搭在鼻冲，随用炒黑山栀、火煅龙骨、牡蛎、京墨、百草霜，共为细末，加血余灰各等分，用茅花水或缩疗水，蘸药鼻中即止。

凡病人发烦目瞑，剧者必衄；尺脉浮，目睛昏黄者必衄；口干鼻燥者必衄，无汗欲食者必衄，嗽水不欲咽者必衄，并用犀角地黄汤犀角生地芍丹皮，黄芩汤芍药黄芩甘大枣，生地芩连汤生地、黄芩、黄连、山栀、桔梗、甘草、大枣、柴胡、川芎、芍药、犀角、京墨、茅根汁。伤寒表证，衄血将解，不可用凉水及寒药止住，若止住者，必成蓄血、血结胸，难治矣。衄而解者，邪之轻也；衄不解者，邪之重也。衄后复大热，脉躁急者，死也。

吐血第四十四

皆因邪热中三阳，当汗医家失料量；热毒入深留五脏，故成吐血可惊惶。

吐血者，诸阳受热，其邪在表，当汗不汗，致使热毒入脏，积蓄于内，故成吐血。凡见眼闭目红，神昏语短，眩冒健忘，烦躁漱水，惊狂谵语，皆冷足寒，四肢

134

厥逆，胸腹急满，大便黑，小便数，皆瘀血症也。症虽多端，不必悉具，但见一二便作主张。初得此症，急宜治之。至于迁延日久，时而腹痛者，为难治也。如服桂枝汤吐者，其后必吐脓血，宜服犀角地黄汤_{犀角生地芍丹皮}，黄连阿胶汤_{胶芍芩连鸡子黄}。如大下后，寸脉沉迟，尺脉不至，咽喉不利，唾脓血者，宜服麻黄升麻汤_{麻升归知芩萎焦，木姜桂芍天茯草}。阳毒，升麻汤_{犀芩升麻射甘草}；阴毒，甘草汤_{甘升当鳖桂雄黄加半夏、生姜主之}。血热者，黄连阿胶汤，地榆散_{地榆、犀角、茜根、芩、连、栀子、薤白}，柏皮汤_{柏、连、芩入阿膏温服之}，三黄泻心汤_{大黄、黄芩、黄连}。脉浮热盛，及^①灸之，必咽燥吐血，救逆汤。咽喉闭塞，不可发汗，发汗则吐血，气欲绝，厥冷倦^②卧，当归四逆汤_{归芍细甘草，通草肉桂枣}。伤寒血症，皆实邪也，若杂病血症，皆因色欲过度、劳伤心肾而得之，与伤寒吐衄大不同矣。是故气虚不能摄血者，独参汤补之，如毒热加青蒿、鳖甲_{石膏、滑石}。气血两虚者，保真汤补之_{赤白二苓生熟地，天麦门冬知五味，参芪甘术白赤芍，归陈莲柴地骨皮}，如盗汗加浮麦、麻黄根、炒牡蛎。阴虚火动者，地黄丸补之_{六味地黄山药萸，茯苓泽泻牡丹皮}。天麦二冬，治肺肾二经之吐

---

① 及：等到，待。
② 倦：原作"勤"，乃"勤"之讹误，即"倦"也。

衄也；阿胶、郁金、黄芩、茅花灰，治肺经之吐衄也；柏叶、石莲、柏子仁、棕榈灰，治心经之吐衄也；黄柏、知母、玄参、血余灰、地黄，治肾经之吐衄也；青皮、黄连、苎麻灰，治肝经之吐衄也；白芍、白术、黄连、干葛，治脾经之吐衄也。至于饮食倍伤，瘀而成血者，平胃散苍术、厚朴、陈皮、甘草加山楂、神曲、黄连，消之清之。酒伤胃口吐衄者，葛花解醒汤解之葛花解醒白蔻仁，木香参术带青陈，二苓曲泽砂仁末，干扁生姜不用新。湿毒并风邪下陷者，胃风汤人参茯苓当归芎，官桂白术芍药同，平胃散加防风、羌活主之。结阴血与阴盛格阳吐衄血，脉候按之不鼓者，干姜、附子温之。跌扑损伤吐衄者，苏木、桃仁、红花、大黄，各家引经药逐之。先痰嗽后吐血者，二陈汤清之。热毒下血者，胡黄连、槐花凉之。凡色鲜而新者，急止之。使妇经色不鲜而旧者，勿止之，任其自出。

凡血从胃中来者，可治；从肺脏来者，难治。如一咯一块，或痰中见血，如玛瑙而成块，皆胃口来也，犹可治也；若痰中见血，或一点之小，或一丝之细者，乃肺脏来也，肺本多气少血，今为虚火所逼而出之，则肺枯而无以领一身之气矣，实难治之也。又胃火上蒸，血从口出；肺火上腾，血从鼻出。凡失血诸症，脉静身凉者生，脉躁急身热者死。

凡衄血咳血出于肺，嗽血痰血出于脾，呕血吐血出于胃，咯血吐血出于肾，须用芎附饮川芎三两，香附四两，二味为末，每服二钱，茶汤调下。按：血症须要凉血散火，此药既非凉血，又非散火，何也？盖血病用血药不效，以其血之所藏无以养也。夫心主血，肝藏血，此方用川芎所以和血通肝，而使血归于肝胆也；其用香附所以开郁，而使火散经络也，血归火散而愈矣。

项强第四十五

项背强者，太阳表邪也。无汗，葛根汤桂枝葛芍姜枣甘；有汗，桂枝加葛根汤。结胸项强，有误下之症；寒热项强，则成痉，治见本条。临病宜审。

痉病第四十六

原来痉病属膀胱，身噤如痫背反张；此是伤风感寒湿，有汗为柔无汗刚。

痉者强直之义，凡身热足寒，颈项强急，恶寒，时头热，面赤目赤，头摇口噤，背反张，手足挛搐是也。起于太阳，先伤于风，重感于寒，发热无汗恶寒为刚痉；先伤于风，重感于湿，发热有汗不恶寒为柔痉。又发汗太过亦成痉，大发湿家汗、疮家汗，俱成痉。新产血虚，汗出伤风，亦成痉。要知开目仰面，口中燥渴，

137

脉浮紧，属阳病，易治，葛根汤、麻黄葛根汤主之，或
人参败毒散羌独活桔柴前胡，川芎人参茯苓和加葛根、麻
黄。口噤咬牙，胸满，脚挛急，脉实有力者，大承气汤
枳实芒硝朴大黄。闭目合面，口中和，脉沉细，属阴，
难治，桂枝加葛根汤，又桂枝瓜蒌葛根汤。若厥冷，脉
沉细，附子汤参附芍术苓加桂枝。二痉通用小续命汤甘
草、麻黄、防风、芍药、白术、桂枝、人参、川芎、防己、附
子、黄芩，柔痉为阴去麻黄，刚痉为阳去附子，有寒去
黄芩、防己。如圣散羌活、防风、川芎、白芷、柴胡、芍
药、甘草、当归、乌药、半夏、黄芩，入姜汁、竹沥温服，有
汗是柔痉，加白术、桂枝；无汗是刚痉，加麻黄、苍
术；口噤咬牙，便实，加大黄。血虚发痉，八宝汤加羌
活、防风、黄芪、桂枝。若脉沉弦而迟，或带紧，或散
指下，皆恶候也。

背恶寒第四十七

背为阳，腹为阴，背恶寒者，阳气不足也。阳气不
足者阴气盛，阴气盛者口中和，附子汤；阳气四陷者，
口燥渴，白虎汤知粳膏甘草。二者宜审而治之。阳明背
寒，而唇口燥渴，白虎汤。

卷下

心悸第四十八①

悸动原来有九症，脐下奔豚桂枣苓；动悸小柴和胃腑，水乘心悸茯苓行。误大青身瞤动，古来真武应如神。

心悸者，筑筑然怔忡，不能自安是也。有气虚，有停饮。气虚者阳气内弱，心中空虚而为悸；又自汗下后，正气虚而亦悸，与气虚而悸又甚，皆须先治其气也。停饮者，饮水过多，水停心下，心火恶水不能自安，虽有余邪，必先治悸与水也。如小便利而悸者，茯苓桂枝白术汤；小便少者，必里急，猪苓汤猪泽滑茯胶。伤寒二三日，心中悸而烦，小建中汤桂枝赤芍枣饴糖。经云：先烦而悸者，此为热。先悸而烦者，此为虚，故宜小建中汤。太阳发汗过多，其人又手自冒，心下悸，欲得按者，桂枝甘草汤二味用甘澜水煎服。桂枝之辛走肺而益气，甘草之甘入脾而缓中。发汗后，其人脐下悸，

---

① 第四十八：原阙，仿正编序列，按续编卷上序号接续排列而增补。第四十八、第四十九、第五十、第五十一、第五十二、第五十四、第五十五为增补序号。第五十三、第五十六、第五十七，及至第九十，为统一体例而改正的序号。

欲作奔豚，茯苓桂枝大枣甘草汤_{茯苓能伐肾邪，桂枝能泄}奔脉，甘草大枣之甘，滋助脾土，以平肾气；煎用甘澜水者，扬之无力，取不助肾邪也。阳明心下悸，小便不利，心烦喜呕，小柴胡加猪苓汤。少阳耳聋目赤，胸满而烦，妄加吐下，则悸而惊，小建中汤_{桂枝赤芍枣饴糖}。有热，小柴胡汤_{柴、芩、半夏、人参、甘草}。少阴，四逆汤_{附子}_{草干姜}。其人或悸，四逆散_{柴芍枳实与甘草加桂枝}。心下有水气，厥而悸，当先治水，茯苓甘草汤_{茯苓、桂枝、}_{甘草、生姜}，不然，水入胃中，必作利也。

惊惕第四十九

惊惕者，心中惕然而惊也。火劫惊惕，救逆汤_{桂枝}_{汤中去芍药加蜀漆、龙骨、牡蛎，名救逆汤}。下后烦惊，柴胡龙骨牡蛎汤_{柴半龙骨参铅蛎，大黄桂茯枣同姜}。少阴吐下，而生惊惕，炙甘草汤_{生地桂枝甘草参，阿胶麦冬麻子}_仁。大抵伤寒汗吐下后，虚极之人，或因事惊恐，遂生惊惕者，宜安神养心血之剂。

心下满第五十

心下满者，当心下高起满硬是也。不经下后而满者，治有吐下之分；若下后心满者，症有结胸、痞气之别。发热者，小柴胡治之。按之汩汩有声而濡者，停水也，五苓散桂茯白术泻猪苓主之；按之硬痛者，宿食也，轻则消导，重则承气下之。寒在胸中，心下满而烦，饥不能食，瓜蒂散吐之。阳明病，心下满硬者，不可下，下之利不止者，死。脉浮大有力，心下硬，有燥渴谵语，大便实者，此属脏病，宜攻之。大抵心下满、胸中满、腹中满，俱不可用甘甜之物，盖甘能补气填实也，外用姜擦法。生姜去汁取渣，炒熟绢包熨，以愈为度。惟热结不可炒熟，余结胸痞气皆可用此法。按：上言食，缩屎在脏，故可下。若食在胃口，未入于胃，则不可下也。

胸胁满第五十一

胸胁满者，谓表邪传里，必先胸，以至心腹，入胃。是以胸满多，带表证，宜微汗；胁满多，带半表半里证，小柴胡汤和之。

凡治痞满，俱用柴胡桔梗汤柴胡半夏甘草苓，枳壳桔梗瓜蒌仁。如未效者，合小陷胸一服如神。盖枳壳泻至高之气，枳实泻至低之气。故心之上，胸之分，枳壳泻之；心之下，胃之分，枳实泻之。瓜蒌仁泻肺，洗涤胸中痰垢之要药，故胸满而烦者加之。

结胸痞气第五十二

结胸痞气者，谓太阳自汗，当服桂枝汤_{桂枝赤芍姜枣甘}，而误下之，邪气乘虚结于心下，满而硬痛者，此为结胸。太阳无汗，当服麻黄汤_{麻黄、桂枝、杏仁、甘草}，而误下之，邪气乘虚结于心下，但满而不痛者，此为痞气。凡结胸，从心下至小腹硬满而痛，手不可近者，为大结胸，大陷胸汤_{甘遂芒硝与大黄}。止在心下，按之方痛者，为小结胸，小陷胸汤_{黄连半夏瓜蒌仁}。冷水噀灌，热不得去，烦满无热症者，为寒结胸，三物四白散_{贝桔三分}，巴豆一分，或枳实理中汤_{人参白术草干姜}，_{加枳实主之}。心下怔忡，头微汗出，但结胸，无大热者，为水结胸，茯苓半夏汤_{茯苓半夏陈朴姜，加腹皮梗木通苍术}。吐衄血不尽，蓄在上焦，漱水不欲咽，胸满硬痛者，为血结胸，犀角地黄汤_{犀角生地芍丹皮}。发热微恶寒，支节烦疼，心下支结，外症未去者，为支结，柴胡桂枝汤_{柴胡半夏人参甘，桂枝芍药姜枣煎}。若胸胁满而微结者，为微结，柴胡姜桂汤_{柴芩甘草天花粉，桂枝牡蛎干姜增}。又有作酸恶食，胸满硬痛者，为食结，轻则消导，重则承气。喘渴咳嗽，胸胁满痰，痛者，为痰结，加味二陈汤_{茯苓半夏甘橘红，杏连桔梗瓜蒌同}。若心下胀满不痛，为痞气，泻心汤_{半夏黄芩干姜参，黄连甘草一同}

增。经曰：按之痛，寸脉浮，关脉沉，名曰结胸。凡结胸，脉浮大者，犹带表证，当吐之，未可下也，下之者死。结胸症悉，其烦躁者亦死。若兼斑黄狂乱呃忒，及脉微细沉小，手足逆冷者死。

凡心下硬，按之痛，关脉沉者，实热也。心下痞，按之濡，关脉浮者，虚热也，大黄黄连泻心汤。心下痞，恶寒者，表未解也，表解乃可攻痞，解表桂枝汤桂枝赤芍姜枣甘，攻痞大黄黄连泻心汤。心下痞而复恶寒汗出者，虚热内伏，阳气外虚也，附子泻心汤附子、大黄、黄芩、黄连。协热利不止，心下痞硬，表里不解者，桂枝人参汤桂枝人参甘术姜。表未解者，辛以散之，里不足者，甘以缓之，此以里气大虚，表里不解，故加桂枝、甘草于理中汤也。汗出胃虚，客气上逆，心下痞硬，干呕食臭，胁下有水气，腹中雷鸣下利者，生姜泻心汤生姜甘参芩连枣。下后胃虚，客气上逆，下利日数十行，谷不化，腹中雷鸣，心下痞硬，干呕心烦者，甘草泻心汤甘芩连半枣干姜。汗后胃虚，是外伤阳气，故加生姜；下后胃虚，是内伤阴气，故加甘草。心下痞硬，噫气不除者，旋覆代赭汤旋覆人参甘草姜，半夏大枣代赭尝。旋覆之咸以软痞硬，代赭之重以镇虚逆，生姜、半夏之辛以散虚痞，人参、甘草、大枣之甘以补胃弱。痞不解，燥渴，小便不利者，五苓散。心中痞硬，吐呕下利者，大柴胡汤芍半柴芩实大黄。胸中痞硬，气上冲咽喉，不得息者，此胃有寒也，宜吐之，瓜蒂散。若不因下而为满者，表邪传至胸中，未入乎腑，症虽满闷，尚为在表，正属少阳部分，只宜小柴胡加枳桔以除其闷。若未效，宜小陷胸汤黄连半夏瓜蒌仁，一服如神。

凡治结胸，先理其气，用枳桔以宽之，随用姜渣擦之，最效。

胸中冷结厥第五十三①

胸中冷结厥者，谓手足冷，脉乍紧，心下满而烦，饥不能食者，此病在胸中，宜吐之。寸脉微浮或伏，胸中病硬，气上冲咽喉不得息，此胸中有寒，宜吐之。又有痰实结胸，亦宜吐之，并用瓜蒂散。

懊憹第五十四

懊憹者，郁闷不舒之貌。盖表证误下，正气内虚，阳邪内陷于心胸之间，重则为结胸也。大抵邪结胸中，宜吐；邪结胃腑，宜下。发汗吐下后，虚烦不得眠，若剧者，必反复颠倒，心中懊憹，与夫下后烦热、胸中窒者，下后身热不去、心中结胸者，并用栀子豉汤。二味

---

① 五十三：原作"六"，今统一序号体例而改正。

苦寒，苦以涌吐，寒以胜热，少气者加甘草以益气，呕者加生姜以散气。下后，心烦腹满，卧起不安者，栀子厚朴汤栀子、厚朴、枳实。丸药下之，身热不去，微烦者，栀子干姜汤。阳明下后懊恼，而胃中有燥屎，承气汤下之。阳明无汗，小便不利，心中懊恼，必发黄，茵陈汤茵陈、栀子、大黄利之。

身痛第五十五

脉紧而浮身体痛，太阳经病不堪任，更兼中湿并风温，若是阴家脉带沉。

身痛者，虽曰太阳表邪未解，又有温经发汗不同，如发热恶寒头疼体痛，此太阳证也，汗出则愈。无汗麻黄麻黄桂枝杏仁甘，有汗桂枝汤桂枝赤芍姜枣甘，三时冲和汤九味羌活细苍芎，羌防芷地芩甘同，加减冲和汤。吐利厥逆体痛，此少阴证也，温之则愈，四逆汤。阴证吐利厥冷发热体痛，霍乱吐利体痛，此表里俱寒也，先温里，四逆汤附子草干姜；后攻表，桂枝汤。蓄血证体痛，下尽黑物则愈，桃仁承气汤大黄桂枝桃甘硝。温证体痛，利小便则愈，五苓散加苍术、羌活。汗后脉虚体痛，桂枝芍药人参汤。劳倦脉虚体痛，补中益气汤补中益气参芪升，当归柴胡术共陈加苍术、羌活。血虚发热体痛，脉浮数无力，四物汤中加黄柏、知母、羌活。痰证体痛，二陈汤加苍术、羌活。身痛与身重有辨，身重不能转侧者，下后血虚，津液不荣于外也，柴胡龙骨牡蛎汤；身痛不能转侧者，风湿相搏于经，而里无邪也，桂枝附子汤桂枝甘附枣生姜。大抵伤寒烦热身痛，即是热痛，汗出则解；无热吐利身痛，即是虚寒，温之则愈。不可误也。

身痒第五十六①

身痒者，谓太阳病未解，面赤身痒者，以不能得小汗出也，桂枝麻黄各半汤桂麻枣芍杏甘姜，柴胡桂枝汤柴苓半夏人参甘，桂枝芍药姜枣煎。阳明病及无汗，皮中如虫行，以久虚也，术附汤白术甘附姜大枣，黄芪建中汤。风热甚，身痒，发热无汗，口燥舌干，大小便秘涩，防风通圣散防风通圣抱苓条，术梗栀麻薄叶飘，国老芎归荆滑石，将军芒走芍膏翘加羌活主之。风证身痒，小续命汤去附子。血虚身痒，四物汤加浮萍、蒺藜、防风为主。

身振第五十七

身振者，谓伤寒汗吐下后，气血俱虚，不能荣养筋

---

① 五十六：原作"九"，今统一序号体例而改正。自"身痒第五十六"，至卷末"百合病第九十"，原作各篇序号依次从"九"至"四十三"，今统一体例而依次对应改正。

骨，其身不能主持，故振动也，须用人参养荣汤_{参芪苓}_{芍归熟地，白术远志陈五味}，大补气血。太阳汗后，头眩心悸，身𥆧动，振振欲擗地者，真武汤_{附芍茯术姜}。

战栗第五十八

战栗者，阴阳相争，故身为之战摇也。邪气外与正气争则为战，邪气内与正气争则为栗。战者，正气胜邪，故有得汗而解者；栗则不战而但鼓颔，邪气胜正，遂成寒逆矣，宜姜附四逆汤。

经云：阴中于邪，必内栗而战。邪在上焦，阴气为栗，足膝逆冷，便溺妄出，皆此类也。

病有战而汗出，因得解者，盖其脉浮而紧，按之反芤，此为本虚，故当战而汗出解也。若脉浮数，按之不芤，此人本不虚，若欲自解，但汗出不发战也。又有不战不汗出而解者，其脉自微，此以曾经发汗若吐若下若亡血，以内无津液，此阴阳自和必自愈，故不战不汗出而解也。

有表寒而战栗者，经所谓：寒之所中，使人毫毛毕直，鼓颔是也，当发汗自愈。凡战者，正气胜邪，邪欲解也，故战也，发热、大汗出而解矣。若正气不能胜邪，虽战无汗，为难治。若得半日或至夜有汗者，亦为解也。凡小柴胡证，而以他药下之，柴胡证不罢而仍在者，复以小柴胡汤服之，此不为逆，服汤良久，蒸蒸而发振寒热，汗出而解也。若不发战，而心栗者，此阴中于邪，必内栗也。凡正气怯弱，寒邪在内，必为栗；邪气胜正，故为重也。

又有伤寒厥逆至六七日，脉得微缓微浮，为有脾胃脉也。故知脾气不再受克，邪无所容，否极泰来，营卫将复，水升火降，则寒热作而大汗解矣。

瞤惕第五十九

肉[①]瞤筋惕者，非常常有之。阳气者，精则养神，柔则养筋，发汗过多，津液涸少，阳气偏枯，筋肉失所养，故惕惕然动，瞤瞤然跳，而非温经助阳，何能愈乎？故设真武汤以救之_{附芍茯术姜}。因汗吐下后，表里俱虚，有此症者，逆之甚也；或伤风自汗，妄用大青龙，通用真武汤_{茯芍附术姜}。羸者去芍药，有热者去附子。

应发汗，而腹中左右有动气者，并不可汗，汗之则肉瞤筋惕，或头眩汗出不止，其候最逆，先用防风白术牡蛎汤，次用小建中汤，十救一二。心下逆满，气上冲胸，起则头眩，脉沉紧，身振摇者，茯苓桂枝白术甘草

---

① 肉：原作"内"，据文义改。

汤，久而成痿者通用。有不因汗过多而眴惕者，此缘血少，邪热乘于六脉之中，使之眴惕也，并用真武汤人参养荣汤。伤寒口唇、下颔颤动者，热在手足阳明二经分也，脉虚者人参三白汤加麦冬、五味，先生其脉，次用竹叶石膏汤_{人参甘草麦门冬，石膏知半竹苓同}。脉洪大，燥渴者，人参白虎汤_{知梗膏甘与人参}。大抵此症不解，昏沉逆冷者，多不救也。

肉苛①第六十

肉苛者，虽着衣絮，犹尚苛也。伤寒汗多亡血，乃变此症。盖营虚而卫实，血气不得和通，肌肉失所养，故顽痹不仁，痛痒不知也，冲和汤加桂枝、当归、木香主之。

四肢疼　四肢沉重　四肢不收第六十一

四肢疼，下利厥逆，恶寒，脉沉弱，四逆汤，回阳急救汤。少阴证，四肢沉重疼痛，嗽咯，小便不利，或自下利而咳，真武汤_{附芍茯术姜}，温经益元汤_{参芪苓术草}

---

① 肉苛：皮肤肌肉麻木沉重，见于《素问·逆调论》。苛，通"疴"，病也；又指疥疮肤疾。

芍陈，当归肉桂地黄增。唇黑有疮，或如伤寒忽忽喜眠①，羌活苍术汤。

风温证，四肢不收，默默欲眠，头疼身热自汗，体重而喘，葳蕤汤葳蕤膏葛薇麻羌，芎杏生姜青木香，羌活苍术汤。

挛搐第六十二

伤寒汗出露风，汗不流通，遂变经脉挛急，手足搐搦，用牛蒡散麻黄牛蒡南星膝治之。

瘈疭第六十三

瘈疭者，瘈则急而缩，疭则缓而伸，热则生风，风主乎动，故筋脉相引而伸缩。伤寒汗下后，多日传变，得此症者，为病极。因虚极生风，用小续命加减。若不因汗所生者，当平肝木、降心火，佐以和血之剂，用羌、防、荆、连、柴、芍、归、地、川芎、天麻之类。若兼痰者，加南星、半夏、姜汁、竹沥；如风邪急搐，须兼全蝎、僵蚕。汗下后，变此者，多死，加忌灸与发汗。

---

① 忽忽喜眠：指嗜睡、多寐。忽忽，象声词，迷惘迷糊的样子。

厥逆第六十四

阴厥脉沉兼细弱，足多拳卧恶寒过；阳厥脉沉带实滑，头疼恶热爪温和。

厥逆者，谓阴阳气不相顺接，便为厥。厥有二证，有阴厥有阳厥。阳厥者，热极失下，血气不通，故发厥也。仲景谓热深厥亦深，热微厥亦微也。阴厥者，阴经受邪，阳不足而阴有余也。大抵初病身热，至三四日后，热气方深，大便秘，小便赤，或谵语、烦躁、昏聩，及别有热症，而反发厥者，此阳经传入而厥者也，谓之阳厥；阳厥当下，宜清热，药用甘寒、苦寒、咸寒，重则承气汤，大渴白虎汤。初病无热不渴，引衣蜷卧，或兼腹痛吐泻，或战栗，向①如刀刮，口吐涎沫，并无热症而厥逆者，此直中阴经而厥者也，谓之阴厥；阴厥当温，轻则理中汤人参白术草干姜，重则四逆汤。

凡二厥之脉皆沉，但阳厥脉沉而滑，或沉而紧；阴厥脉沉而迟，或沉而弱。又阳厥指爪有时而温，阴厥则无时不冷也。

手足厥冷不温，谓之四逆。邪在表则手足热，邪在半表半里则手足温，邪在少阴则手足逆冷，与厥阴又相

---

① 向：通"响"。

远也。厥而脉乍结者，邪气结在胸中也，宜吐之。厥而怔忡者，有水气也，宜治水。寒热厥者，有正汗也，宜生脉补元。脏厥者，即脏结也，死不治。

循衣摸床第六十五

循衣摸床，直视谵语，脉弦者生，脉涩者死；小便利者可治，不利者不可治，谓津液枯竭也。大抵阴阳二气俱绝，则妄言撮空也。若撮空谵语，燥渴大便秘结者，此为实热，承气汤下之。若因汗下后，虚而撮空，谵语逆冷，脉小，大便自利者，此肝热乘于肺金，元气虚，不能自主持，名曰撮空症，多难治，升麻散火汤劫之参麦归饴甘芍陈，柴苓金饰茯煎吞。痰加姜汁、半夏，泄加升麻、白术，燥实谵语发渴加大黄。

发斑症第六十六

发斑吐血成阳毒。

发斑者，热则伤血，血热不散，里实表虚，热邪乘虚出于皮肤，而为斑也。轻则如疹子，重则如锦纹。病本属阳，误投热药，或当汗不汗，当下不下，或汗下未解，皆能致此。东垣曰：有下之早而发者下之太早，热气乘虚入胃，故发斑；有失下而发者下之太迟，热留胃中，故亦发斑；有胃热胃烂而发者。然得之虽殊，大抵由少阴心火入太阴肺金，故红点如斑，生于皮毛之间耳。

凡看斑，先将红纸燃灯，照看病人面部、胸膛、背心、四肢，有红点者乃发斑也。若大红点发于皮肤之上，谓之斑；小红点行于皮肤之中，谓之疹。疹轻而斑重也。斑之初崩，与蚊迹相类，发斑多见于胸腹，蚊迹只见于手足。阳脉洪大，病人昏愦，先红后赤者，此为斑也；脉不洪大，病人自静，先红后黄者，蚊迹也。其或大便自利，或短气，燥屎不通，黑斑如果实靥①者，卢医不能施其巧矣。

凡斑色红赤为胃热，紫赤为热甚，紫黑为胃烂，故曰赤斑出，五死五生；黑斑出，十死一生。大抵鲜红稀朗者吉，虽大亦不妨；但忌发如针头，稠密成片，紫黑者难治，杂黑烂陷者死也。凡斑欲出未出之际，且与升麻汤_{升麻雄黄鳖甲草，山栀当归同川椒}，先透其毒，不可骤用寒凉之药，以伤胃气也。但发出者，不可再发耳。

斑不可汗，汗之则增加斑烂；不可下，下之则斑毒内陷；又宜避香臭，恐触其斑也。

凡治斑，必察病人元气虚实，脉来有力无力为主，若脉微者，元气虚弱，参胡三白汤_{参胡茯芍术同煎}。次察斑欲出未透者，升麻葛根汤_{升麻葛根赤芍甘}，如胃弱，

---

①　靥（yè 夜）：本义指面颊的酒窝，此指果实表面的凹陷。

以四君子合之，名升君汤。如斑不透，加红花；有表证者，加味羌活散<small>羌独活桔柴前胡，芎甘参壳茯苓和</small>，加升麻、芍药、红花佐之。斑出热甚，烦渴者，人参化斑汤<small>知粳膏甘与人参</small>；斑出心烦，大热错语，呻吟不眠者，犀角解毒汤<small>犀角大青升参芩连甘柏栀子仁</small>；斑出呕逆者，黄连解毒汤<small>芩连黄柏与栀子加陈皮、生姜</small>；斑出咽痛者，犀角解毒饮<small>犀防荆鼠同甘草</small>；咽痛，倍甘草，加桔梗、玄参、连翘、薄荷；内热加芩、连，斑盛加大青，或玄参升麻汤<small>玄参升麻甘草煎</small>；斑出喘嗽不止者，小柴胡合白虎加贝母、瓜蒌。若消斑毒，犀角玄参汤<small>犀升柏连栀薄芩，翘膏桔梗共玄参</small>，大青四物汤<small>大青阿胶甘豆豉</small>；若斑势稍退，谵语潮热便结者，大柴胡汤，甚者调胃承气汤<small>大黄甘草与芒硝</small>。温毒发斑者，冬时触寒，至春而发，汗下不解，邪气不散，故发斑也。热病发斑者，冬时温暖，乖戾遇春暄热而发也，慎不可发汗，汗之重令开泄，更增斑烂也。

阳毒发斑如锦纹，狂癫妄言，面赤咽痛，黑奴丸<small>芩连大黄与石膏</small>；便实燥渴者，调胃承气汤。时气发斑，大青四物汤<small>大青阿胶甘豆豉</small>，猪胆鸡子汤<small>猪胆苦酒与鸡子</small>。有阴证发斑者，亦出胸背手足，但希①少而淡红色也。其人元气素虚，先因欲事内伤胃经，或误服凉药太过，

---

① 希：通"稀"，假借之用。

遂成阴证；伏寒于下，逼其无根失守之火，聚于胸中，上而熏肺，传于皮肤而发斑也，用理中汤人参白术草干姜加芍药。若寒热脉微者，大建中汤熟地当归与茯苓，黄芪白术肉苁蓉，芍药半夏共人参，甘草门冬附子桂，则其真阳回，阴火降，此治本不治标也。

有内伤寒发斑者，因夏月伤暑，饮食寒凉之物，并卧凉处，内外皆寒，逼其虚火浮游于外，而发斑也。脉沉涩，无大热，鼻中微血者，虽甚暑，属阴寒，调中汤陈枳苍甘桔壳芎，桂麻羌半藿砂同。若夹暑，加香薷、扁豆。凡汗不解，足冷耳聋，烦闷、咳嗽、呕吐，便是发斑之候。杂病发斑，属风热扶痰而作，自里而达于外，通圣散羌归麻芍薄翘芩，栀桔滑膏甘术荆消息治之，当以微汗散之，切不可下。戴元礼曰：斑，有色点而无头粒者；疹，浮小有头粒者，随出即收，收则又出是也，非若斑之无头粒者，当明辨之。

痧疹者，肺、胃二经之火热，发而为病者也。小儿居多，大人亦时有之。其症类多，咳嗽多嚏，眼中如泪，多痰多热多渴，多烦闷多泄泻，甚则躁乱神昏，咽痛唇焦，是其候也。最忌酸收，惟宜发散，误施温补，祸不旋踵。

痧疹初发，必咳嗽，慎勿正嗽；多喘，慎勿定喘；多呕吐，慎勿治呕吐；多泄泻，慎勿止泄泻。只须清解邪热，而诸症自退矣。

发黄第六十七

发黄者，湿①热交并，民多病瘅。瘅者，单阳而无阴也，太阴脾土湿热所蒸，色见于外，必发黄。湿气胜则如熏黄面晦，热气胜则如橘黄而明。伤寒发黄，热势已极，大抵与蓄血相类。但小便不利，大便实者，为发黄；小便自利，其人如狂，大便黑者，为蓄血。阳明病，发热汗出，此为热越，不能发黄也。但头汗出，剂颈而还，身无汗，小便不利，渴欲饮水浆者，此为瘀热在里，身必发黄，茵陈汤_{茵陈栀子与大黄}。茵陈栀子之苦寒以逐胃燥，大黄之苦寒以下瘀血。伤寒七八日，身黄如橘子色，小便不利，腹微满者，茵陈汤主之。伤寒，身黄发热者，栀子柏皮汤_{栀子柏皮与甘草}。伤寒瘀热在里，身必发黄，麻黄连翘赤小豆汤_{麻黄赤小共连翘，梓皮甘枣杏仁姜}。湿热发黄者，一身尽痛，发热，身色如熏黄，小便不利者，五苓散加茵陈；大便不利者，茵陈汤。寒湿发黄者，身上疼痛，发热，面黄而喘，头疼鼻塞而烦，其脉大，自能饮食，腹中和，无病，病在头中寒湿，故鼻塞，纳药鼻中则愈_{以瓜蒂散，内鼻中，宣泄头中寒湿，黄水出而自愈也}。痞气发黄者，泻心汤_{半夏黄芩}

①　湿：原作"温"，讹误，据文义改。

156

干姜参，黄连甘草一同增加茵陈，瘀消黄自退也。

结胸发黄者，大陷胸汤黄连芒硝与大黄加茵陈，结去黄自退也。

蓄血发黄者，轻则犀角地黄汤犀角生地芍丹皮，重则桃仁承气汤大黄桂枝桃甘硝，血下黄自退也。肉①伤寒发黄者，其人脾胃素虚，或食寒凉生冷之物，寒食结搏，停泄不散，而发黄也，或呕吐，或腹痛，或自利，小便短少者，调中汤加茵陈，加治中汤姜术青陈草共参，芎归楂曲连砂仁，加枳实茵陈草果主之。逆冷脉沉，加附子温之而愈也。阴虚发黄者，逆冷脉沉，肉上粟起，或气促呕闷，舌上白苔而滑，遍身发黄，或时烦躁面赤，或时欲坐卧泥水井中者，此阴黄也，理中四逆加茵陈。外用热汤温之，或以汤盛盆中，将病人坐于上，以布蘸热汤，搭其黄上乃愈。

经云：脉沉，渴欲饮水者，必发黄。阳明病无汗，小便不利，心中懊忄农者，必发黄。阳明被火，额上微汗出，小便不利者，必发黄。大抵身热无汗，烦渴，小便不利者，必发黄也，轻用茵陈五苓散五苓散内加茵陈，重用茵陈汤茵陈栀子与大黄。凡寸口无脉，鼻出冷气，形如烟煤，摇头直视，环口黧黑，柔汗发黄者，此皆真脏绝也，不治。又黄贯五心者，不治。东垣云：本当发

① 肉：或作"慢"解。

汗，医失汗之，故生黄也。杂病发黄有五：一曰黄汗，二曰黄疸，三曰谷疸，四曰酒疸，五曰女劳疸。原其所自来，未有不由湿热所致者。亦有因食积黄者，量人虚实，下其食积则愈。但利小便为先，小便利，黄自退矣。

发狂第六十八

烦躁狂言仍面赤，热潮咽痛号重阳；便于阳毒经中治，葶苈升麻乃大黄。

癫狂①者，经所谓重阴者癫，重阳者狂。发狂者，重阳而狂，热毒并入于心，遂使神不宁、志不定也，始得少卧不安，谵语妄笑，甚则登高而歌，弃衣而走，逾垣上屋，骂詈叫喊，不避亲疏，皆独阳亢盛，不大下之，何能止也。仲淳曰：如大便不结者，大剂白虎灌之，石膏四两，麦冬二钱，知母一两五钱，加大青二两，甘草七钱。蓄血如狂者，热在下焦也，犀角地黄汤犀角生地芍丹皮，或桃仁承气汤大黄桂枝桃甘硝。火劫惊狂者，亡阳也，桂枝救逆汤调辰砂末服之。温热发狂者，不得汗出也。在表者汗之，在里者下之，半表半里者和解之。汗出者生，不得汗出者死。阳毒发狂者，脉洪大数实，狂走错

---

① 癫狂：原作"发黄"，据文义改。

语，面赤咽痛，潮热发斑如锦纹，或下利赤黄者，在五日内可治，七日不可治，阳毒升麻汤芩连大黄与石膏；大便实，调胃承气汤。大抵阳毒即重阳也，因有发斑咽痛，故曰毒。阳厥怒病发狂者，阳气暴折，郁而多怒，则发狂也。治以铁落饮，取以金制木之法，又取铁性沉重，能坠热开厥也。阴极发躁，或虚阳伏阴而躁者，霹雳散熟附加参术甘草，撮茶匙蜜麝煎好，或四逆汤附子草干姜，选而冷服之，此热因寒用之义也。

阳明欲作汗而狂者，病人欲食，大便自调，小便反不利，骨节痛，翕翕如有热状，奄然发狂，濈然汗出而解，此水不胜谷气，与汗并，故发狂。脉紧者，汗出而愈也。若狂言直视，便溺自遗，与汗后大热，脉躁狂言，不能食者，死也。一切发狂奔走，势不可遏者，须于病人处，生炭火一盆，用醋一碗，倾于火上，令醋气冲入病人鼻内，仍将姜汁喷于病人头面身体，手足即安，方可察其阳狂阴躁用药。一切热病发狂，切不可掩闭床帐，务用揭开，放入爽气良久，随用铜镜按在心胸间，热势稍退即除。若势盛者，将朴硝半斤研细，水一盆，用青布尺许三五块，浸于硝水中，微绞半干，搭在胸膛背心上，频易冷者，搭之如得睡，汗出乃愈。热极舌出不收者，麻黄汤洗净，将冰片牛黄麝香研末，点舌上即收。

杂病癫狂，多因痰结心胸间，治当镇心神，开痰结。亦有中邪者，则以治邪法治之，如心经蓄血当清心除热，如痰迷心窍当下痰宁志。若癫哭呻吟，为邪所凭，非狂也，烧蚕纸，酒水调下方寸匕。卒狂言鬼语，针大拇指甲下即止。

腹满第六十九

腹满者，邪入太阴脾土也。腹满不减，或按之硬而痛者，为内实，须下之，大承气汤枳实芒硝朴大黄。腹满时减，或按之可揉而软者，为内虚，须温之，理中汤人参白术草干姜。若表解，内不消，非大满，犹生寒热，亦未可下，谓邪全未入腑也。若大满大实大坚，有燥屎，虽日数少，亦当下之，谓邪已入腑也。太阳误下，因时腹满而痛，桂枝人参汤。痛甚者，桂枝大黄汤桂芍柴甘实大黄。阳明潮热谵语，燥渴喘满，不下大便者，大柴胡汤芍半柴芩实大黄，甚者调胃承气汤大黄甘草与芒硝。哕而腹满，小便难者，小柴胡加茯苓汤。三阳合病，腹满身重，难以转侧，谵语，口中不仁，小柴胡汤；有汗，白虎汤。太阴腹满吐食，食不下，枳实理中汤。少阴咽干，腹满，不大便，急下之，大承气汤。下利腹满身痛，先温里，四逆汤附子草干姜；后解表，桂枝汤桂枝赤芍姜甘枣。汗后腹满，当温，厚朴半夏生姜人参汤。吐后满，当下，少与调胃承气汤。下后腹满，卧起不安者，当吐之，栀子豆豉汤。

大抵阳毒为邪，则腹满而咽干；阴寒为邪，则腹满而吐利，食不下。若曾经汗吐下后，腹满者，治各不同也。腹皮满痛者，脾不胜水，水与气搏皮肉之间，腹中漉漉有声，小半夏茯苓汤。凡伤寒腹满，多属实热；杂病腹满，多属虚寒。间有膏粱之人，湿热郁于内，而成胀满者，大抵寒胀多而热胀少也。东垣曰：天为阳为热，主运化也；地为阴为湿，主长养也。无阳则阴独不能生化，故曰脏寒生满病。

脾胃虚弱，不能运化精微而制水谷，聚而不散则成胀满，宜以辛热散之，以苦泄之，以淡渗利之。经所谓，中满者泻之于内是也。

腹痛第七十

腹痛者，邪气与正气相搏也。阳邪传里而痛者，其痛不常，当以辛温之剂和之，小建中汤桂枝赤芍枣饴糖。阴寒在里而痛者，则痛无休时，尝欲作利也，当以热剂和之，附子理中汤。有燥屎宿食而痛者，则烦而不大便，腹满而硬痛，当以苦寒之剂下之，大承气汤。太阳误下腹痛，桂枝加芍药汤，甚者桂枝加大黄汤。阳明内实腹痛，三承气汤。少阳寒热腹痛，柴胡桂枝汤柴胡半夏人参甘，桂枝芍药姜枣煎。少阴下利清谷，脉欲绝，腹痛者，通脉四逆汤<small>附子草干姜</small>。兼小便不利，真武汤<small>茯苓附术姜</small>。实痛而关脉实者，桂枝大黄汤。少阴邪热渐深，四逆，咳悸，小便不利，泄利下重，腹痛者，四逆散<small>柴芍枳实与甘草</small>。胸中有热，胃中有邪气，腹中痛，欲呕吐，黄连汤<small>黄连甘草桂枝姜，人参半夏加木香</small>。伤寒四五日，腹中痛，转气下趋少腹者，欲作利也，四逆汤。大抵腹痛，有虚有实有寒有热，又有血有食，当明辨之。东垣曰：中脘痛，太阴也，理中建中主之；脐腹痛，少阴也，四逆真武附子主之；小腹痛，厥阴也，当归四逆主之。

杂病腹痛有五。戴元礼曰：绵绵而痛无增减者，寒也；时作时止者，火也；痛甚欲大便，便去而痛减者，食积也；痛则小便不去，痰也；痛有常处而不移者，死血也。随所因而用药，无有不验。<small>玄胡索治小腹痛如神。</small>

霍乱第七十一

霍乱之脉利微洪，微迟舌卷命须终，下利浮洪大必死，应知浮少反为从。霍乱多缘热恼。

霍乱者，内有所积，外有所感，清浊相干，心腹俱痛，吐利并作，以致挥霍撩乱，甚则转筋入腹也。凡吐利腹痛者，谓之湿霍乱，当审其寒热而治之。但腹痛不吐利者，谓之干霍乱，俗名绞肠痧。此因所伤之邪不得出，壅塞正气，阴阳隔绝，升降不通，死在须臾。急用皂荚末、麝香少许，调盐汤服，随用鹅翎探吐，吐出所伤之邪。若无物吐出，但用以升提其气之横格，亦是良法。禁忌米饮，入口即死，以谷气反助邪气也用针砭法亦得。经曰：霍乱头痛，发热身疼痛，热欲饮水者，五苓散主之若中暑，加香薷、扁豆、干葛、黄连；寒多不欲饮水者，理中丸主之若呕吐多，加藿香、半夏、陈皮、厚朴，名藿理汤；泄利多，理中合五苓散，名理苓汤。脉虚用参芪，转筋加木瓜。吐利汗出，发热恶寒，四肢拘急，手足厥冷者，四逆汤主之。既吐且利，小便复利而大汗出，下利清谷，内寒外热外热为阳未绝，犹可以四逆救之，脉微欲绝者，四逆汤主之。吐下后，汗出而厥，四肢拘急不解，脉微欲绝者，通脉四逆加胆汁主之。吐利止而身痛不休者，当消息和解其外，桂枝汤小和之。伤寒脉微涩者，本是霍乱，今以伤寒四五日，传至阴经，必利。本呕下利者，不可治也。先霍乱，里气大虚，又寒邪再传为吐利，是重虚也，故为不治。似欲大便而反失气，仍不利者，属阳明也，便必硬，十三日愈，所以然者，经尽故也。邪在上焦，吐而不利；邪在下焦，利而不吐；邪在中焦，既吐且利。

狐惑第七十二

狐惑失匿，皆虫症也。盖腹中有热，食入无多，肠

163

胃空虚，故三虫求食而食入五脏也。其候四肢沉重，恶闻食气，默默欲眠，目不能闭，啮齿，面眉赤白黑，变易无常。一云：目闭舌白，虫食下部为狐，下唇有疮，其咽干；虫食其脏为惑，上唇有疮，其声哑。治匿，通用桃仁汤桃仁槐实艾苦参，或黄连犀角汤连犀乌梅共木香加苦参，雄黄锐散雄黄青箱艾苦参，桃仁艾汁入肛门。

蛔厥第七十三

蛔厥属厥阴，病人素有寒，妄发其汗，或汗后身有热，又复汗之，以致胃中虚冷，饥不欲食，食即吐蛔。轻者吐小虫，重者吐长虫。其候舌干口燥，尝欲冷水浸舌不欲咽，蛔上，烦躁昏乱欲死，两手脉沉迟，足冷至膝，甚者连蛔并屎俱出，大便不行。此症虽出多端，可救治也，先用理中安蛔汤乌梅花椒与茯苓，干姜白术共人参，次用乌梅丸梅辛姜连归附椒，桂枝人参黄柏好。乌梅之酸以救肺气，人参之甘以缓脾气，当归、桂椒、细辛之辛以润内寒，姜附之辛热以胜寒，连柏之苦以安胃。盖虫得甘则动，得酸则静，得苦则安，得辛辣则头伏于下也。又有胃中空虚，虫无所安，反食其真脏之血，病人心胸胁下有痛阵，必撮眉①呻吟，或时下血如豚肝色，

---

① 撮（cuō 搓）眉：紧皱眉头。撮，聚合、聚拢。

或如湿毒脓状，或鲜血下利急迫，或昏沉不省人事者。一切吐蛔，虽身热，不可与凉剂，服之必死，俱用安蛔汤加减治之。待蛔定，却以小柴胡退热。又有厥阴病，消渴，气上冲心，饥不能食，食即吐蛔。既曰胃寒，复有消渴之证，盖热在上焦，而中焦、下焦俱无热，而但寒矣。若大便实，理中加大黄，入蜜少许微利之。食即吐蛔者，虫闻食臭必出也；乍静乍烦，蛔或上或下也。凡上半月，虫头向上，易治；下半月，虫头向下，难治。先用糖蜜肉汁，引虫头向上，然后用药神效。

脏厥第七十四

脏厥者，谓伤寒脉微而厥，至七八日肤冷，其人躁无暂安时，此为脏厥。脏厥者死，谓阳气绝也，宜金液丹、四逆汤救之。

脏结第七十五

脏结者，脏气闭结而不复流也。其症如结胸状，但饮食如常，时时下利，舌上白苔者为异。其脉寸浮关沉紧，痛引阴筋，脐腹胀痛者，难治也。刺关元穴，灸之亦可，宜茱萸四逆汤吴萸归芍桂枝辛，生姜通草甘枣增，寒甚加附子。胁下素有痞气者，多犯此症。

除中第七十六

除中者，谓伤寒厥利，多不能食，今反能食者，此为除中，言中气已除去也，死不治。若食以索饼，不发热者，知胃气尚在，必愈。胃气欲绝，得面则发热，若不发热，胃气尚在也。恐暴热来出而复去也。因暴热来而复去，使之能食，非除中也。

动气第七十七

动气者，脏气不调，筑筑然动，随所主而形见于脐之上下左右也。其人先有痞气，后感于寒，医人不知，妄施汗下吐法，致动其气，故曰动气，通用理中汤人参、白术、甘草、干姜去术加桂。一法用柴胡桂枝汤。二方当辨其有热、无热治之。动气在左，发汗则头眩，汗不止，筋惕肉瞤，为逆，先用防风白术牡蛎汤；汗止，小建中汤。动气在右，发汗则衄而渴，心苦烦，饮①则吐，先用五苓散，次服竹叶石膏汤人参甘草麦门冬，石膏知半竹苓同。动气在上，发汗则气上冲心，李根汤半归茯芍苓甘草，桂枝白皮李根好。动气在下，发汗则心中大烦，

---

① 饮：原作"敛"，讹误，据文义改。

骨节疼痛，目晕，食入即吐，先用大橘皮汤_{人参陈皮甘草姜}，后用小建中汤_{桂枝赤芍枣饴糖}。动气在左，下之则腹满拘急，身虽热，反欲蜷，先用甘草干姜汤_{干姜与甘草}，次用小建中汤。动气在右，下之则津液枯竭，咽干鼻燥，头眩心悸，竹叶石膏汤。动气在上，下之则腹满清谷，心痞头眩，甘草泻心汤。脾为中州，以行津液，妄施汗下，必先动脾气，左右上下尚不宜汗下，况中州之气敢轻动之乎。然则当脐动气，可不言而喻也。

奔豚第七十八

奔豚者，真气内虚，水结不散，气与之搏，即发奔豚，以其气动，冲突如江豚之状也，不宜汗下，用理中汤_{人参白术草干姜}去白术加桂苓。盖白术燥肾闭气，故去之；桂枝能泄奔豚，茯苓能伐肾邪，故加之；又煎用甘澜水，取其力薄，不助肾邪也。

小腹满第七十九

小腹满者，脐下满也。若胸满、心下满、腹中满，皆为邪气而非物；今小腹满，则为有物而非气。若小便利者，则为蓄血之症；小便不利，则为溺涩之症，宜用渗利之剂，治分两途。若太阳病，六七日不解，热结膀胱，其人如狂，小腹急满，结痛者，桃仁承气汤_{大黄桂}枝桃甘硝，甘以缓之，辛以散之。小腹急结，缓以桃仁之甘；下焦蓄血，散以桂枝之辛热；寒以取之，热甚搏血，故加二味于调胃承气汤中也。或抵当汤_{水蛭桃仁虻}大黄，苦走血，咸胜血，虻虫、水蛭之咸苦以除蓄血；甘缓结，苦泻热，桃仁、大黄之甘苦以下结热，下尽黑物则愈。若表证在，脉微沉，小腹满，小水不利者，五苓散利之，小便清白为愈。如病人素有痞气，连于脐腹，痛引阴经，名脏结，死也。

阴阳易，小腹痛，烧裈散。病人手足厥冷，真武汤_{附芍茯术姜}。若不结胸，小腹满，按之痛者，此冷结膀胱，宜灸关元穴为主。

蓄血第八十

蓄血者，瘀血蓄结于内也，或当汗不汗，或不当汗而汗，皆能致此也。大要，热能燥血，故血不流行而蓄结于内耳。

凡伤寒有热，小腹硬满，小便反利者，蓄血症也，甚者喜怒如狂，屎黑身黄，通用抵当丸、桃仁承气汤主之。若有外症不解者，先用桂枝汤解外，后用桃仁承气汤_{大黄桂枝桃甘硝}，下尽瘀血为愈。上焦蓄血，胸中手不可近而痛者，犀角地黄汤_{犀角生地芍丹皮}。中焦蓄血，中脘手不可近而痛者，桃仁承气汤。下焦蓄血，小腹手不可近而痛者，抵当汤。

经曰：病人无表里证，发热七八日，虽脉浮数者，可下。假令已下，脉数不解，合热则消谷善饥，至六七日，不大便者，有瘀血，宜抵当汤。若脉数不解，而下不止，必协热而便脓血也。

囊缩第八十一

囊缩之证有二：阳证囊缩者，因热极而缩，盖热则炽然故也，宜急下，大承气汤；阴证囊缩者，因寒极而缩，盖寒则收引故也，宜急温，茱萸四逆汤，再灸关元、气海、丹田及蒸熨法神效。妇人亦有囊缩可验，但见乳头缩者即是也。

凡舌卷囊缩，为难治。若阴阳易，卵入，复舌吐出者，死也。

遗尿第八十二

遗尿者，小便自出而不知也。《内经》曰：膀胱不利为癃，不约为遗溺。又曰：水泉不止者，膀胱不藏也。肾与膀胱表里俱虚，则膀胱之气不约，故遗尿也。大抵热甚神昏，遗尿者，可治；阴证下寒逆冷，遗尿

169

者，不易治。三阳合病，腹满身重，面垢遗尿者，白虎汤。若阴气为栗，足膝逆冷，便溺妄出者，四逆汤。汗下后，热不解，阴虚火动而遗尿者，人参三白汤加柏、母、归、地、麦冬、五味主之。又有肺金虚嗽，便遗溺者，则以补肺为主。若直视狂言遗尿者，肾绝也，死不治。

小便数第八十三

小便数者，频欲小便而不多也。肾与膀胱虚而协热，热则水道涩，涩则小便不快，故涩淋而数也。太阳病，小便自利，以饮水多，心下悸，茯苓桂枝甘草汤茯苓桂枝甘草姜，半夏代赭大枣尝。太阳自汗，四肢拘急，心烦微恶寒，脚挛急，小便数，虽有表证，不可用桂枝，谓亡阳走津液也。若误服桂枝汤得厥者，甘草干姜汤或甘草芍药汤甘草芍芎生地黄。太阳病，吐下发汗后，微烦小便数，大便硬者，小承气和之。若不因吐下发汗，小便数，大便硬，无满实者，虽不更衣，十日无所苦也，候津液还入胃中，小便数少，大便必自出也。脉浮数，自汗，小便数，胃不和，谵语者，少与承气汤。小便数，大便难者，名脾约，用脾约丸麻芍大黄与枳实，厚朴杏仁蜜丸吃。又有肾虚小便数者，清心莲子饮黄芩芪骨与人参，车前甘麦莲茯苓加黄柏、知母主之，或滋阴益气汤参芪归术甘陈升，知冬柴柏车地灯服之。

小便自利第八十四

小便自利者，津液渗漏，大便必硬，以大柴胡微下之。若阳明自汗，复发其汗，致津液内竭，而小便反利，屎虽硬，犹不可攻，宜蜜导之。太阴当发身黄，小便自利者，则湿热内泄，不能发黄。惟蓄血症，则腹急而如狂；肾与膀胱虚，则不能约制水液，此二者皆令小便自利也。凡蓄血，桃仁承气汤；阴寒，四逆汤；尿血，延胡索汤延胡、朴硝主之。

小便不利第八十五

小便不利者，邪气聚与下焦，结而不散，甚则小腹硬满而痛也。大抵有所不利者行之，使其渗泄也。若引饮过多，下焦蓄热，或中湿发黄，水饮停滞，皆以利小便为先。惟汗后亡津液，则以利小便为戒。设或小便不利，但见头汗出者，乃为阳脱，关格病也。太阳经发热，脉浮无汗，烦渴，小便不利，五苓散。若自汗多，不可用也。若引饮过多，小便不利，下焦蓄血，脉浮五苓散，脉沉猪苓汤。若太阳身黄，脉沉结，小腹满，小便不利者，为蓄血，茵陈五苓散，甚者茵陈汤。阳明病，发潮热，汗多者，小便固少，不可利，恐胃汁干也。若利之，必喘渴而死。脉洪大，舌干口燥，饮水不止者，人参白虎汤。若大便乍难乍易，小便不利而热者，此有燥屎也，调胃承气汤下之。若头汗出，壮热，渴饮水浆，小便不利，及阳明无汗，心中懊憹，小便不利，此二者必发黄，茵陈汤加木香、滑石去大黄，大便不通加大黄下之。少阳证发热，口苦咽干，或呕，或心下悸，胸胁满，小便不利，脉弦数者，小柴胡去芩加茯苓，口渴加竹叶、麦冬、天花粉去半夏。太阴腹满自利，若小便不利，无热脉沉者，理中合五苓散加厚朴、木通，分利其小便，大便自止也。少阴四五日，小便不利，四肢沉重，大便自利者，真武汤。若四肢冷，或咳或悸，小便不利，或泄利下重者，四逆散加熟附为主。厥阴寒闭，厥冷脉伏，囊缩入腹，小便不利，四逆汤加通草、茯苓、茱萸、当归，再灸关元、丹田、气海，兼熨法甚良。凡治风温风湿，小水不利者，详见本条。阴虚火动，小便赤涩不利者，四苓散加木香、滑石、生地、黄柏、知母。若内热甚，大便不通，小水赤涩不利者，八正散。若不渴，小便不利者，热在血分也，四苓散加黄柏、知母、生地、当归、木通、白芍主之。

膀胱为津液之腑，气化而能出也。若有汗多者，津液外泄，小便固少，不可利，恐重伤津液也，待汗止，小便自行矣。凡小便自利，不可妄利，恐引热入膀胱，

则变蓄血症也。寒泄，小便不通者，干姜附子汤_{干姜、}
_{附子、白术、茯苓}能作小便也。若用姜、附、术三味，必
内加茯苓以分之为要。姜附生用而不炮，无火力则热不
上行，兼以水多①煎少，则热入于下焦也。

　　杂病小便不利为关格，乃邪热为病也，分在气、在
血而治之，以渴与不渴而辨之。如渴而小便不利者，热
在上焦气分，宜清肺饮_{茯术泻猪珀通甘，瞿滑薄荷扁蓄煎}；
不渴而小便不利者，热在下焦血分，宜滋阴化气汤_{知柏}
_{通地甘草陈，木香归身共灯心}。热在气血之分，小便不利
者，清心莲子饮_{黄芩芪骨与人参，车前麦甘莲茯苓}。若兼
大便不通者，八正散。

　　凡小便不利者，先将麝香半分，填于脐中，上用葱
白、田螺捣成饼，封之，外用布带缚住；良久再用皂荚
烧烟，熏入阴中，或用皂荚煎汤熏洗阴处，小水自
通矣。

小便难第八十六

　　小便难者，膀胱受热，故小便赤涩，而不流利也。
凡小便少者，虽不大便五六日，未可攻也，以其先硬后
溏不定也，攻之必溏。须小便利，屎定硬，乃可攻

---

　　① 多：原作"子"，讹误，据王肯堂《证治准绳·杂病》改。

之也。

不大便第八十七

不大便者，因发汗、利小便，过多耗损津液，以致肠胃干燥故也。凡热邪传里，里证最多，惟见发渴谵语，脉实狂妄，潮热自汗，小便赤，或心腹胀满硬痛，急用三承气汤选而用之，大便通而热愈矣。倘脉浮或虚，舌上白苔，表证尚在；或带呕者，邪未全入腑，犹在半表里间；小便清白者，邪不在里，仍在表也；不转屎气者，内无燥屎也，俱不可下，用小柴胡和之。如大便硬实，不得不下者，当以大柴胡下之。若阳明汗多，或已经发汗、利小便，而大便不通者，此津液枯竭，宜蜜导之。经曰：其脉浮而数，能食不大便者，此为实，名曰阳结，期十七日当剧；其脉沉而迟，不能食，身体重，大便反硬，名曰阴结，期十四日当剧。阳结，大柴胡汤芍半柴芩实大黄；阴结，麻仁四物汤四物汤内加麻仁姜附，外用蜜导法。若呕，用金液丹。经曰：伤寒五六日，头上汗出，微恶寒，手足冷，心下满，口不欲食，大便硬，脉细者，此为阳微结便结为阳结，头汗恶寒，外带表证，热结犹浅，故曰阳微结。细为阴脉，阴不得有汗，今头汗出，故知非少阴也，小柴胡汤柴芍半夏人参甘。设不了了者，得屎而解。

174

经曰：趺阳脉浮而涩，浮则胃气强，涩则小便数，浮涩相搏，大便则难，其脾为约，麻仁丸主之。凡大便硬者，当问其小便日几行，若本小便日三四行，今日再行，故知大便不久出也。盖小便数少，津液必还入胃中，故知不久必大便也。伤寒五六日，不大便，身热烦渴者，虽有头疼，亦当下之。盖此症头疼，乃因大便燥结不通，邪热之气上攻于头而痛也。

凡因风寒，邪从外入，或因七情，火自内起，此是湿热怫郁，燥结有时，乃为实也；实则宜荡涤肠胃，开结软坚，如承气汤之类是也。若因病久，饮食少进，或因年高，将息失宜，此是血液枯竭，燥结无时，乃为血虚也；虚则宜滋养阴虚，润燥散热，宜用润燥汤 生熟地归升麻军，甘红红花麻子仁主之。有血燥不大便者，润燥汤主之。又有气涩不大便者，又有食伤太阴，腹满不大便者，东垣所谓实秘者物、虚秘者气也。实秘者，能饮食，小便赤，麻仁丸主之；胃虚而秘者，不能饮食，小便清，厚朴汤主之 厚朴姜制术陈皮，枳实半草姜枣增。又有风燥不大便者，活血润燥丸 归梢羌活与大黄，皂角烧性桃麻防主之。

自利第八十八

伤寒下利，多因于热，热邪传里，里虚协热，则为下利。三阳下利身热，太阴下利手足温，少阴、厥阴下利身凉无热，此其大概耳。凡自利清谷，不渴，小便色白，微寒厥冷，恶寒，脉沉迟无力，此皆寒证也。若渴欲饮水，溺色如常，泄下赤黄，发热后重，此皆热证也。寒者理中四逆汤，热者柴芩汤。寒因直中阴经，热因风邪入胃，木来侮土，故令暴下。或温或攻，或固下焦，或利小便，随症施治，但不宜发汗耳。若汗之，邪气内攻，复泄其津液，胃气转虚，必成腹满也。当先治利，利止则内实，正气得复，邪气自解，则微汗出而愈矣。太阳阳明合病下利，目痛鼻干，脉浮长者，葛根汤。盖邪气并于阳，阳实阴虚，故下利也，葛根汤以去表邪，则阳不实而阴气自平，利不治而自止矣。太阳少阳合病下利，头痛胸满，干呕，往来寒热，脉长大而弦，弦为负，长大不弦为顺，大承气下之。滑而数为有宿食，亦从下之。太阳病下之，利遂不止，脉促者，表未解也，喘而汗出者，葛根芩连汤。太阳病数下之，遂协热而利，利下不止，心下硬痞，表里不解者，桂枝人参汤。伤寒服汤药，下利不止，心下痞硬，服泻心汤半夏黄芩干姜参，黄连甘草一同增已，复以他药下之，利不止，医以理中与之，利益甚，理中者理中焦，此利在下焦，赤石脂禹余粮汤主之。复利不止者，当利其小便。太阴自利不渴，以脏有寒也，四逆汤、理中汤、术附汤。太阴当发身黄，若小便自利，利者不能发黄，至七

176

八日，虽暴烦下利日十余行，必自止，以胃家实，腐秽当去故也。少阴自利而渴者，虚故引水自救也，若小便色白者，下焦虚寒不能制水也，附子汤。少阴咳而下利，谵语者，被火劫故也，小便必难，以强责少阴汗也，救逆汤。少阴病脉紧，至七八日自下利，脉暴微，手足反温，脉紧反去者，为欲解也，虽烦下利必自愈下利脉微者，寒气得泄也；手足反温，脉紧反去者，阳气得复也，故为欲解。少阴下利咽痛，胸满心烦，猪肤汤。少阴下利脉微者，白通汤干姜附子葱白术。利不止，厥逆无脉，干呕烦者，白通加猪胆汁汤。少阴下利腹痛，小便不利，四肢沉重者，此为有水气也，真武汤茯芍附术姜。少阴下利清谷，里寒外热，手足厥冷，脉微欲绝，身反不恶寒，面赤者，通脉四逆汤附子草干姜。少阴四逆，泄利下重者，四逆散。凡泄利下重者，下焦气滞也，加薤白以泄气滞。少阴下利，咳而呕渴，心烦不得眠者，猪苓汤。少阴下利清水，色青，心下痛，口干燥者，急下之，大承气汤。若少阴下利，恶寒身倦，手足逆冷者，不治。少阴吐利，烦躁不得卧寐者，死。

凡厥阴伤寒，先厥后热而利者，必自止，再厥者，必复利也。凡厥而利者，当不能食，今反能食，为除中，脉不出者，死。大汗出，热不去，内拘急，四肢冷，又下利厥逆恶寒者，四逆汤。下利有微热而渴，脉弱者，令自愈。微热渴，里气方温也；脉弱，阳气得复，故

177

愈。下利脉数，有微热汗出者，令自愈。下利，阴病也；脉数，阳脉也，阴病见阳脉者生。微热汗出，阳气得通也，故自愈。设脉紧者，为未解也。下利，寸脉浮数，尺脉自涩者，必清脓血。下利清谷，不可攻表，汗出必胀满。下利脉沉弦者，下重也，脉大者为未止，脉微弱数者为欲自止，虽发热不死。下利脉沉迟，面少赤，身微热，下利清谷者，必郁冒汗出而解。下利脉沉数而渴者，令自愈，设不瘥，必清脓血，以有热故也。下利腹胀满，身疼痛者，先温里乃攻表，温里四逆汤，攻表桂枝汤。下利下重，欲饮水浆者，以有热故也，白头翁汤白头翁柏连秦皮。下利谵语者，有燥屎也，小承气汤枳实厚朴与大黄。下后更烦，按之心下濡者，为虚烦也，栀子豉汤。若伤寒发热，下利厥逆，躁不得卧者，死。伤寒发热，下利至甚，厥不止者，死。伤寒六七日不利，便发热而利，其人汗出不止者死，有阴无阳故也。发热而厥七日，下利者，为难治。伤寒大下后，吐脓血，泄利不止者，为难治。下利，手足厥冷，无脉者，灸之，不温，若脉不还，反为喘者，死。伤寒下利，日十余行，脉反实者，死。下利，三部脉皆平，心下硬者，邪甚也，急下之。下利，脉迟而滑者，内实也，当下之。下利不欲食者，有宿食也，当下之。下利瘥后，期年复发者，病不尽也，若下利脉大者，虚也，强下之故也。设脉浮革，肠鸣者，当归四逆汤。下利脉弱，口干发热者，人参白术散藿术苓甘枣木香，人参干葛与生姜。戴元礼曰：泻水而腹不痛者，属湿；饮食入胃、完谷不化者，属气虚；泻水腹痛肠鸣者，属火；或泻或不泻，或多或少者，属痰；腹痛甚而泻，泻后痛减者，是食积也。湿、火、寒、虚、痰、食六症，既明三虚，亦不可不察三虚者何，脾虚、肾虚、肝虚也。脾虚者，饮食伤脾，不能运化；肾虚者，色欲伤肾，不能闭藏；肝虚者，忿怒伤肝，木邪克土，三者皆令泄泻。然肾泻、肝泻间有，而脾泻恒多耳。肾泄者，肾火不升，水谷不化，黎明溏泄，用四神丸破故纸四两，肉豆蔻、五味子各一两，或去茱萸、五味，加木香、小茴香各一两加人参、莲肉。肝泄者，肝经受寒，面色青惨，厥而泄利，用当归厚朴汤当归厚朴桂良姜。经曰：肾司闭藏，肝司疏泄，故肾为二便之门户，肝又门户约束之具，肝肾失职，则泄泻也。又肝者脾之贼，肝经旺，虚邪盛，木能克土，亦作泄泻。

便脓血第八十九

旧积为脓，新积为血。血得热必妄行。若阳证内热，则下鲜红之血；阴证内热，则下紫黑成块，或如猪胆状。阳证则脉数，数而有力为实热，用苦寒之药；数而无力为虚热，不可用寒药，须补血内少佐寒药可也。

阴证则脉迟，迟而有力为有神，可治；迟而无力为无神，难治。凡下利脓血，身凉脉小，为易治；身热脉大，为难治；若大而和，亦可治也。节庵曰：夹血之脉，乍涩乍数，或沉或伏，血热交并，则脉洪盛，大抵男多于左手，女多于右手见之。太阳蓄血如狂，桃仁承气汤。阳明下血谵语，小柴胡加生地丹皮汤，血不止加地榆、黄连，有瘀血加红花、桃仁。少阴下利脓血，桃花汤赤石干姜与粳米。凡腹满身热，下如鱼脑者，曰湿毒，桃花汤或地榆黄连阿胶汤。又有阴寒为病，下利便脓血者，当归附子汤归附芎芍胶榆姜，草脂梅熟地生姜，桂附六合汤熟地当归白芍芎官附为主。伤风泄泻，带清血者，胃风汤人参茯苓当归芎，官桂白术芍药同。伤寒协热利，与痢疾不同。王执中曰：暑气伤肺，大火西流，传入阳明，金为火逼，郁成脓血，兼之饮食不节，内伤脾胃，足阳明与手阳明、手太阴合病，痢疾之症作矣。若伤寒协热利者，非暑毒下流也，伤寒邪未入腑，医者下之太早，或以丸药下之，不能彻其邪热，故邪气乘虚而入，流入肠胃，由是脓血不禁，协热之痢作矣。其病源不同有如此也。是以痢疾以黄芩、芍药为主，加之大黄以彻其邪，通因通用之义也。其有余邪未尽者，随其气血而调之，或以白术，或以当归，无非以木香、黄连、槟榔、厚朴为主；久则以木通、泽泻渗之，升麻、防风举之，四君、四物汤补之，调其气血之滞，养其肺金之燥，救其脾胃之虚，斯已矣。伤寒协热痢者，则当随症而悉以寒药治之。有燥屎者逐之以承气汤，无燥屎者和之以三黄解毒汤，小便不利者柴胡汤，热利下重者白头翁汤，下焦虚脱者赤石脂禹余粮汤，少阴里寒者桃花汤，固无参、术之当补，亦无木香、槟榔之可和也。凡赤痢自小肠来，白痢自大肠来，皆湿热为本。湿热瘀积，干犯于血分则赤，干犯于气分则白，黄者食积，绿者属湿，血虚则里急，气滞则后重。刘河间云：行血则便自安，调气则后重自除。初治先须推荡，此通因通用法。凡壮实、初病宜下，虚弱衰老、久病者不可下，宜升之。下痢纯血者，如尘腐色者，如屋漏者，如竹筒者，唇如朱红者，俱死。如鱼脑者，身热脉大者，俱半死半生。脉沉小，留连者，生；数疾且大，有热者，死。严氏云：脉宜滑大，若弦急者，死。先水泻，后脓血，此脾传肾，贼邪难愈；先脓血，后水泻，此肾传脾，微邪易愈。噤口痢，胃热甚故也，用黄连、人参煎汁，终日饮之。如吐，再饮，但得一饮下咽，便可治也。

百合病第九十

百合者，百脉一宗，举皆受病，无复经络传次也。大病虚劳之后，脏腑不平，变成此症。似寒无寒，似热无热，欲食不食，欲饮不饮，欲坐不坐，欲行不行，口苦便赤，药入即吐利，其脉微数，每尿则头痛者，六十日愈；不头痛，但洒淅恶寒者，四十日愈；若尿时快然，头眩者，二十日愈。若恶寒呕者，病在上焦，二十三日愈。若腹满微喘，大便坚，三四日一行，好微溏者，病在中焦，六十三日愈。若小便淋沥难者，病在下焦，三十三日愈，并宜柴胡百合汤柴芩参甘与知母，百合生地陈姜枣主治之。汗后更发，百合知母汤百合与知母；下后更发，百合代赭汤百合滑石与代赭；吐后更发，百合鸡子汤百合七个，以泉水浸一宿，煎汁，入鸡子黄一枚，温服。

校注后记

庚子二月，荆楚大疫基本控制，宛城染疴实现清零。在全员居家、街冷人稀的日子里，重拾往日夙愿，研习伤寒著述。仲春的些许寒意，使思绪在清冷中得到梳理。作为医圣祠馆守陵人，习业仲景之学三十余载，窥望伤寒奥旨，仍难企及登堂之境域。而对于《伤寒补天石》《续伤寒补天石》，读识由来已久，本次整理，既感念于戈氏补阙伤寒之宏愿，亦怜其著述瑕玉之式微，更纠结于其刻本之舛错，或致湮没于世而失"补天"之功，因而为之。其间，诸师道长的信任、鼓励、嘱托、援手，使本人在审校原著、整理文稿的同时，纠正了不少错讹疏误；也使自己对戈存橘氏之生平史迹、本书版本著述、学术观点、后世学者之两端评价有了较为深入、全面的认识和了解。值此书稿结集成册之际，向曾经帮助和默默支持本人整理出版工作的各位师友、道长、同仁、编辑和家人表示最诚挚的敬意和最衷心的感谢！

对于本次整理中的一己偶识、心得，兹录述于次，以供同道指正和分享。

一、作者及著述

戈维城，字存橘，明·江苏吴中（今苏州市）人，生卒时间不详，约生活于明万历、崇祯至清初年间。

本书是戈氏存世之作，分《伤寒补天石》二卷、《续伤寒补天石》二卷，共四卷，成书于清·顺治元年（1644）。戈氏研读伤寒之学，是较早从辨证论治角度研究《伤寒论》、精于伤寒辨治的明代医学家。

戈氏著述以类证、类病、类法、类变统揽外感诸病，以辨证立法编次诠解《伤寒论》，对伤寒证治多有发挥，"兼夹瘥似"，以补阙如。虽脱胎于《伤寒论》，然不拘泥于仲景之方，博采宋元明各家方论以治伤寒病证，如治表里之寒证用《太平惠民和剂局方》之"五积散"，治戴阳证用陶华之"益元汤"，采用李杲"补中益气汤"治疗暑伤元气之证等；对杂病诸证的发热，认为"发热虽与伤寒相似，其实不可一概以伤寒证治之"，又广论四时外感证治，以"时行疫证、寒疫伤寒、温疟、风温、温毒、温疫"等多篇阐释外感热病的证治，可谓是伤寒之鉴别诊断治疗学专著。

戈氏书名取之"补天石"，寓意可能和女娲故事、上古创世神话相关联。唐代诗人李贺的《李凭箜篌引》有"女娲炼石补天处，石破天惊逗秋雨"的诗句，虽然盛赞乐工李凭弹奏箜篌的高超技艺，但渲染和记录的却是女娲炼石补天的惊天地、美绝伦的救世始祖的神效传奇。南宋词人辛弃疾《贺新郎·同父见和再用韵答之》的"看试手，补天裂"，又将"男儿到死心如铁"的抗金志向展露无遗，其勇毅、豪迈、沧桑、决绝的词句是壮志未酬、报国情怀的抒发。女娲炼石补天的恢宏气势和天地沦陷、拯救苍生的神奇故事，深刻影响着代代儒士医人。

自古江南多才俊，姑苏城里小巷深。生活于明末姑苏城的戈存橘，书名"补天石"，其意大概有二：一则借女娲补天所炼五彩石之意，喻指仲景《伤寒论》比肩伏羲、神农、黄帝始祖的三坟典籍，本书乃精炼补阙之作、补述伤寒之未备，"发仲景言外之意"；二则或借"补天石"暗喻"补天裂"，表达对大明江山沦陷的感念和对清朝奋起抗争的心境，此意从成书年代接近的《红楼梦》书中女娲补天思想的内涵研究上可得到印证和启发，也从戈氏同时代、同故乡、极具影响力的著名戏曲家、文学家冯梦龙的生活轨迹中得到关联和旁证。另外，《伤寒补天石》的续编二卷，其各篇的排列序号与正编各篇未能统一排序，多数篇章序号缺失、所标序号既少且次序杂乱，反映出该书总体已成，尾工未就，推测本书作者戈氏可能遭遇重大变故而未竟全功，以致该书留有明显疏失而匆匆刊刻印行。其深层缘由，只能留待后人查证解析遐想。

本书分为正编上、下卷和续编上、下卷。正编97篇，续编90篇，总计187篇。该书以伤寒统辨开篇，举凡四时外感伤寒诸症，条分缕析，活法善治，时行疫病，补阙拾遗，囊括其中，实为填医家临证之阙、补伤寒类证之惑、述仲景理法之要、发言外深微之意、集"兼夹瘥似"之辨的伤寒鉴别诊断学大作，对后世医家有一定的影响。

清《吴医汇讲》作者唐大烈对戈氏推崇备至，谓："戈存橘之《补天石》……无论正伤寒、类伤寒，分条辨治，各极其妙，可谓博而详，详而约矣。"更将尤在泾《伤寒贯珠集》与之并列推崇，"欲将戈、尤二君之书合镌行世，一则由证以立法，一则由法以辨证，相为经纬，了如指掌，窃以为凡属感症，止须读此二书，思过半矣"。

清代医家汪琥，对戈氏《伤寒补天石》也有读识评介，但谓"其用药亦错杂不纯，其方大半皆难取"，概是其不足也。汪琥之评，被收录入丹波元胤之《中国医籍考》中。

二、底本与校勘注释

1. 底本与校本

本书成书刊刻以来，流传较广，但刻本传世单一，抄本传写谬误实多。据《全国中医图书联合目录》《中国中医古籍总目》调查，国内56家图书馆收藏有该书之刻本或抄本，存世较早的抄本是中国中医科学院藏存的清康熙六十一年壬寅抄本，刻本主要是清嘉庆十六年辛未朱陶性活字板"金阊经义堂藏版"刻本，其他刻本、抄本信息或晚于二者，或不确定。

本整理所选底本，原版出自清嘉庆十六年辛未（1811）朱陶性活字板"金阊经义堂藏版"刻本，系日本早稻田大学藏本。

经检索，除"金阊经义堂藏版"存世外，另有清·宁波汲绠斋刊本、清·金阊经义堂刻本、清刻本、抄本和1932年上海中医书局铅印本传世。宁波汲绠斋开设于清道光元年

（1821），其刊本取自金阊经义堂藏版，故未选作校本。

基于原著现存世主要以"金阊经义堂藏版"刻本，故选择与原著内容关联度高的《伤寒论》《金匮要略》之刻本，以及明·陶华《伤寒全生集》的现代校注本等，作参校、理校之用。整理校注参考之书目见后"参考书目"。

2. 校勘与注释

本书成书于明末清初，刊刻属坊间私刻，又有笔误传抄，错讹之文字、衍文及脱、漏字颇多。对于明显错讹、文理相悖字词予以径改，如多处"湿"误刻为"温"，"下"误刻为"不"，以及文字前后次序错位现象等。存疑、歧义、商榷之处，不做改动。

底本之避讳字，以"玄"字缺末笔，避康熙"玄烨"之讳，如"眩""玄""弦""炫"等字皆缺笔，予以径改。对于能够确认的某些药品名称、医学术语之不规范用字，如沙仁（砂仁）、山查（山楂）、萎蕤（葳蕤）、藿查（藿香）、香茹（香薷）、密（蜜）、注夏（疰夏）、畜血（蓄血）、发班（发斑）、辩（辨）、伏苓（茯苓）、石羔（石膏）、姜蚕（僵蚕）、鞭痛（硬痛）、稠痰（锢痰）、只实（枳实）、芭豆（巴豆）、吉梗（桔梗）、炙（灸）、未（末）等，予以直接改正。不能明晰确认或存疑之用字，则不做改正。

3. 需要说明的几点事项

（1）丹波元胤《中国医籍考》中记载"汪琥曰，《伤寒补天石》明姑苏戈维城著，书凡二集。其第一集，伤寒统辨起，至预防中风止，共九十八候；第二集，恶风恶寒起，至百合病，共八十九候"，所述与经义堂藏版的内容有差异。经义堂藏版之《伤寒补天石》"第一集"（即正编上下卷）无"预防中风"一候，合计97候，较之少一候；"第二集"（即续编上下卷）亦从"恶风恶寒起，至百合病"，但合计90候，较之多一候，全书总计187候，数量上完全吻合，增减的一候内容暂无法考据。

（2）续编二卷的各篇序列号缺失较多，且前后不一。为统一体例，并尽可能保留原版格式，故续编的上下卷各篇序号或保留或增加或删改，仿正编的序号顺接相连。

（3）在整理过程中，发现戈氏之《伤寒补天石》与明·陶华的《伤寒全生集》内容上关联度较高，有诸多近似、类同之处，但文理、编次方面似乎显示戈氏的简略、明了和精炼，或属《伤寒论》与《全生集》综合研读之作，故在校注中亦多有参考和体现。

4. 异体字与通假字

底本中所见异体字、俗写字，按拼音声韵排序，简列于下：菴—庵，栢—柏，痺—痹，並併—并，叅—参，膓—肠，乗—乘，牀—床，葢—盖，槩—概，皜—皓，囬—回，虬—蚓，喉—喉，跡—迹，閒—间，减—减，吅—叫，竟—觉，净—净，勌—倦，欬—咳，渇—渴，尅—克，裩—裈，凉—凉，泠—冷，畧—略，脈—脉，冐—冒，蒙—蒙，寜—宁，煖—暖，蚏—蚏，廹—迫，羗—羌，踡—蜷，遶—绕，澁澀—涩，抲—摄，疎—疏，骵—体，臥—卧，悞—误，醎—咸，陷—陷，脇—胁，卤—凶，猒—厌，火—炎，騐—验，噮—咽，異—异，滛—淫，鞭—硬，湧—涌，遊—游，踰—逾，慾—欲，襍—杂，燥—燥，踩—躁，讝—谵，鍼—针，梔—栀，揔—总，卒—卒，计66组。

通假字、古今字，具体有：班—斑，薄—迫，藏—脏，差—瘥，畜—蓄，瘅—疸，内—纳，拳—蜷，耎—软，少—稍，寔—实，胎—苔，文—纹，希—稀，小—少，协—胁，饐（yì艺）—饐，朕—诊，计18组。

三、学术特点

1. 伤寒立论，统揽外感

戈氏《伤寒补天石》卷上开篇，首论"伤寒统辨第一"，虽有《素问·热论》"今夫热病者，皆伤寒之类"的综括，也有《难经·五十八难》"伤寒有五，有中风、有伤寒、有湿温、有热病、有温病"的寓意，但更具体明晰了仲景伤寒与温病、时疫等发热相似病证的不同辨治，明确了风温湿热疫毒痰食诸类病症，"发热虽与伤寒相似，其实不可一概以伤寒证治之"，以此开宗明义，为法者式、为方者矩、为政者道、为万世表。仲景治伤寒，"皆活法也"；戈氏补述要识，并不局限于"善治伤寒者也"，增补列举临床病候，以补伤寒之阙，而统领、统揽、统辨外感发热、伤寒兼夹类似诸病。"临证观变，先后恰中"，学者须要明识。

2. 症因证病，提纲挈要

戈氏通过汇辑伤寒类证、类法、类病、类变，诠解编次

《伤寒论》，区分对比内外诸因、表里诸候、类变诸证、内伤诸病，以六经辨证立法度、症因证病举纲目，深入揭示了仲景辨证心法要旨，与现代病症的鉴别诊断学有貌似吻合之处。

戈氏将症、因、证、病四者合论，即以症状入手，分述病因、证候、疾病的不同，举纲合参，施以方药。如项背强是伤寒常见的症状，列篇论述，以不同的因、证、病、治而呈现鉴别诊断治疗的纲要法则，"项背强者，太阳表邪也。无汗，葛根汤；有汗，桂枝加葛根汤。结胸项强，有误下之症；寒热项强，则成痉，治见本条。临病宜审"。又如"凡伤风恶风自汗，伤湿身重自汗，中暑脉虚自汗，中暍烦渴自汗，湿温妄言多汗，风温鼻鼾自汗，霍乱吐利自汗，柔痉搐搦自汗，阳明潮热自汗，阴虚劳力身倦自汗，亡阳则漏不止自汗"，寥寥数语，自汗的病因病机病症、辨析诊治纲要清晰呈现于读者。这种立足实践、总结要点、侧重鉴别诊断、点睛伤寒治法的临床归纳，对后世医者学懂、弄通、悟透、善治伤寒之学将大有裨益。

3. 兼夹瘥似，补阙拾遗

戈氏补述《伤寒论》之阙，既有正编的兼、夹、瘥、似之证论，也有续编的诸症方药之诠补，共同炼就"补天"之石。

正编的兼证如劳力伤寒、疮疡发热伤寒、痧病伤寒、劳损伤寒、痰证伤寒、食积伤寒、虚烦伤寒、脚气伤寒、大头伤寒、黄耳伤寒、赤膈伤寒、结阳伤寒、结阴伤寒、妊娠伤寒、产后伤寒、温病伤寒、热病伤寒、秋凉伤寒、冬温伤寒等；夹证有夹食伤寒、夹痰伤寒、夹气伤寒、夹血伤寒等；瘥后证有伤寒瘥后一动有八变、瘥后喜唾吐逆、瘥后虚弱、瘥后昏沉、瘥后浮肿、瘥后颐疮、瘥后豌豆疮、瘥后饮酒复剧、瘥后食复、瘥后劳复等；疑似证有内伤似外感始为热中病、内伤似外感未传寒中病、内伤似外感阳明中热病、内伤似外感湿热病、内伤似伤寒病等。如此诸多兼、夹、瘥、似之证，辨证理法方药兼备，而各自成篇，显示出戈氏补阙拾遗的伤寒学术锤炼和临床经验感悟。

续编以症状证候成篇，缕析伤寒杂病诸证诸变，以经方方证对应，兼采宋元医家之验方；以察声、色、唇齿、口鼻、目、耳、舌苔等，判断病证生死阴阳、病机转归，语句干练畅顺，互鉴映照，有洞视伤寒辨证的通透效果。

4. 时行疫证，启迪温病

戈氏乃江苏吴中人，其同时代、同乡之吴又可（吴中东山人）著《温疫论》，成为温病学派的开山大师。戈氏虽未必达到吴又可温病学术的造诣，但作为同时代、同地域的同业医者，其对温病、温疫及其疫毒传染特性已有一定的认识，并有所归纳和总结。《伤寒补天石》卷上和卷下的首篇，即明确提及时气时疫，"四时天令不正，人感之而互相传染，长幼皆俱相似者，为时气，亦为时疫"，"一岁之中，长幼之病多相似者，此即时气"。卷下首篇的篇名是"时行疫证"，内容又分温疫、寒疫，"温疫通用人参败毒散"，"寒疫宜用辛温药发散"。对于温热病证表现，也明确将湿温、温疟、风温、温毒、温疫、痧病伤寒、大头伤寒、黄耳伤寒、赤膈

191

伤寒、温病伤寒、冬温伤寒、寒疫伤寒等病证单列，各自成篇而有别于"正伤寒"。如此，既是补《伤寒论》之未备，又是立温病学之篇章。临床辨治疫证寒温，温热病证独立开篇，虽未脱离仲景"伤寒"大概念范畴，但温病学说体系雏形已趋于明显，其中一见端倪。

四、后世评介

本书成书之后，清代医家评价两端，有美誉者、推崇者，有评识一般、不置可否者，也有获得启发、集成者。如俞根初《通俗伤寒论》采其说、成其名，对温病学派形成有一定的启发作用。而戈存橘氏对伤寒辨证发展做出的一份补阙拾遗的贡献，是将伤寒外感病症予以较为系统归纳、辨证理法、鉴别诊断施治，达到了深入浅出、启发后学、指导临床的效果，应是医界的共识、认知和值得肯定之处。

当代评述者寥寥、医界淡然视之的境况，可能与戈氏用药"错杂不纯，其方大半皆难取"有关，或与其伤寒温病杂糅、学用经验杂陈、方药简略不清、著述未竟全功有关。戈氏作为明代医者，系统总结伤寒外感统辨之法，并归纳、整理、补述《伤寒论》之类证、类病、类法、类变，使伤寒辨治体系明晰，综括统揽病症变化，展现了伤寒学者的崇圣、善思、明理、补述的贤学风范。

"补天石"意即补仲景伤寒著述之未备，应是戈氏学习伤寒、结合临床证验有感之作。提纲挈领是《伤寒论》学习的快捷路径，分类辨要的鉴别意识、编录整理的补述思想，正是基于临床应用的实践感悟。由此启迪了戈存橘氏的伤寒学术研究的独有视角，成就了综合认识伤寒温病、系统归纳外感病证并感知、印证伤寒辨证思想的一代医家。

本书的写作风格，质朴简练；条文医理，平实无华，编列有序；所展现的伤寒学"类证统领外感"的鉴别诊断思维和理法治疗综括的内涵蕴意，使中医学"辨证论治"的概念趋于完善和明晰，具有启发、启示意义。其刻本因属坊间私刻，传抄讹误有之，校勘不严有之，刻写品质实属一般。

通过整理、校注《伤寒补天石》《续伤寒补天石》，将戈存橘氏伤寒之学，呈现于大家，使我们有所借鉴、有所取舍、有所传承、有所发展。守正国粹精华，弘扬仲景学术，革故鼎新，继往开来，光大伤寒之学、经方之术是医界后学的历史责任，也是传扬中医智慧、中医力量的使命担当。

庚子仲春医圣祠张胜忠于仲景故里温凉河畔

参考书目

［1］唐·王冰注，宋·林亿等校正．黄帝素问（文渊阁四库全书本）［M］．台北：台湾商务印书馆，2008．

［2］宋·史崧．灵枢经（文渊阁四库全书本）［M］．台北：台湾商务印书馆，2008．

［3］刘渡舟．伤寒论校注［M］．北京：人民卫生出版社，1991．

［4］唐·孙思邈．备急千金要方（清翻元大德本）［M］．北京：人民卫生出版社，1988．

［5］宋·朱肱．类证活人书（明万历刻本）［M］．上海：上海古籍出版社，2001．

［6］汉·张机等．仲景全书［M］．北京：中医古籍出版社，2011．

［7］汉·张机．注解伤寒论［M］．北京：人民卫生出版社，1984．

［8］金·成无己．伤寒明理论［M］．上海：上海科学技术出版社，1980．

［9］金·李杲撰，丁光迪校注．内外伤辨［M］．南京：江苏科学技术出版社，1982．

194

［10］宋·李杲．脾胃论［M］．北京：人民卫生出版社，1957．

［11］元·朱震亨撰，明·戴元礼校补．金匮钩玄（文渊阁四库全书本）［M］．台北：台湾商务印书馆，2008．

［12］元·王好古．此事难知（影医统正脉本）［M］．北京：人民卫生出版社，1956．

［13］元·王好古．阴证略例（清光绪陆心源十万卷楼丛书本）［M］．上海：上海古籍出版社，2001．

［14］明·陶节庵撰，黄瑾明、傅锡钦点校．伤寒六书［M］．北京：人民卫生出版社，1990．

［15］明·陶华著，马作峰等校注．伤寒全生集［M］．北京：中国中医药出版社，2015．

［16］明·方有执著，陈居伟注．伤寒论条辨［M］．北京：学苑出版社，2009．

［17］明·龚廷贤撰，孙洽煦等点校．寿世保元［M］．北京：中国中医药出版社，1993．

［18］明·王肯堂．证治准绳［M］．上海：上海科学技术出版社，1984．

［19］清·吴谦等．医宗金鉴［M］．北京：人民卫生出版社，1982．

［20］日·丹波元胤．中国医籍考［M］．北京：人民卫生出版社，1983．

［21］清·段玉裁．说文解字注（清嘉庆二十年经韵楼刻本影印本）［M］．郑州：中州古籍出版社，2006．

［22］汉语大字典编辑委员会．汉语大字典（缩印本）
　　　［M］．成都：四川辞书出版社，1993.

［23］广东广西湖南河南辞源修订组，商务印书馆编辑部.
　　　辞源（修订本）［M］．北京：商务印书馆，1993.